ちくま新書

「母と子」という病

高橋和巳
Takahashi Kazumi

1226

「母と子」という病【目次】

第五章　子ども虐待に関係する、Dタイプの母親　173

はじめに

本書の目的は、人の心がどんなものであるかを、わかりやすい形で提示することである。心は捉えどころのないものとされているが、そう感じるのは自分の位置がわからないからである。

たとえば、地図が何枚あっても自分の現在地が確定できなければ、それらはまったく役に立たない。同じように心についても様々な本や情報があるが、自分がどの位置にあるかを示してくれる本は少ない。本書では、地図を見る時のようにまず「あなたは今、この位置にいます」というような指針を提示し、その上で心の全体像を描いていこうと思う。

あなたが生まれる前には、心の現在地は母親の胎内であった。生まれてしばらくは心は母親の目の前、母親のごく近くにあった。こうして心の現在地は母親の元から始まり、以後、日々、変化していく。

フロイトは父親と子の関係を軸に精神分析を説いたが、それは間もなく否定されて、親子関係は母親と子が主軸になっていると考えられるようになった（クラインの対象関係論、コフートの自己心理学など)。現在は、親子関係についてはボウルビィの提唱した「愛着理論」が広く用いられていて、やはりそこでも、母子を軸に親子関係ができ上がると考えられている。

こういう考えは、当たり前と言えば当たり前で、わざわざ精神分析や心理学の理論を持ち出すまでもなく、私たちの日常の感覚と一致する。すなわち、幼な子にとって一番大切な人はまずは母親である。人はこの世に生まれて、初めて母親という人間に出会い、母親との関係を軸にして人生を学び始める。そこで学んだ基本が、その後長く人生の土台となる。

「三つ子の魂百まで」ということわざがある。幼少時の性格は、年齢を重ねても変わらないという意味であるが、現代の愛着理論によれば、「三つ子」ではなく、「二つ子」と言ったほうがいいかもしれない。愛着理論によれば、一歳か二歳までの間に母親(か、母親がいなければそれに代わる中心的な養育者)から学んだ心の基本位置は、生涯大きく変わることはないとされている。これは私の精神科医・カウンセラーとしての臨床経験とも一致する。

では、母親から学んだ心の位置とはどこか。それが生涯変わらない出発点となる。人が抱えている心の在り方、あるいは「生きにくい」という感覚の根っこには、その出発点が関係している。

本書では出発点のその位置を確認しながら、心の地図を広げていこうと思う。

帯・章扉イラスト＝岡本かな子
図版作成＝朝日メディアインターナショナル株式会社

第一章

「母と子」の関係で最も大切なことは何か

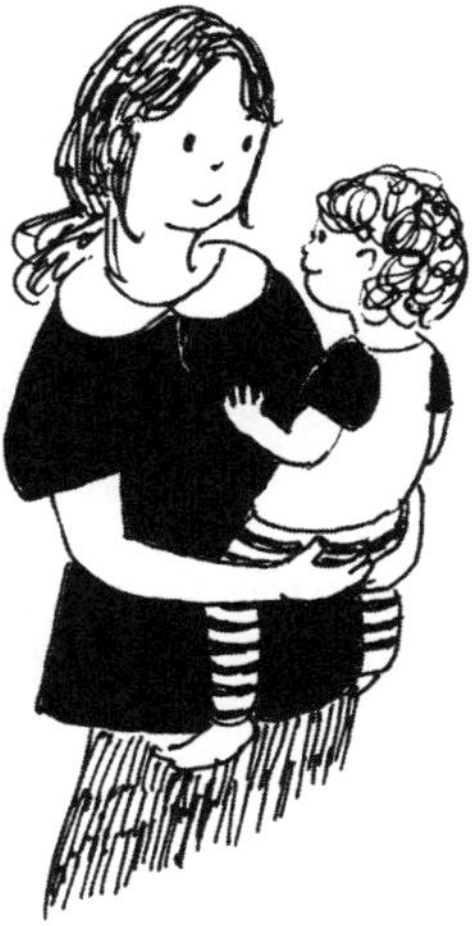

(1) 母親の役割は子を甘えさせること、父親はがんばらせること

†母性は子を包み込み、父性は子の背中を押す

子育てで最も大切なこと、それは子どもを甘えさせることである。人がこの世に生まれてきて、甘えを学べるのは親から以外にはない。

小さい頃に親に甘えた体験が少ないと、子は生涯にわたって心に緊張と不安を抱いて生きることになる。そうすると、生まれ持った能力を十分に発揮できないだけでなく、大人になってうつ病や不安障害の原因にもなる。

私のクリニックには、子の問題を抱えた親が相談に来る。子どもの夜尿症やチック、指しゃぶり、円形脱毛、不登校、さらに、思春期になった娘の拒食症や息子の家庭内暴力である。これらに対する私の処方せんは共通していつも、「もっと子どもを甘えさせなさ

い」である。

甘えさせるとは、子の言いなりになることではない。先回りして過干渉することでもない。子に好き勝手にやらせることでもない。

甘えさせるとは、子どもの心を読み取って親が子に「何かをしてあげる」ことである。それに対して、子どもが笑顔を返してきたら、甘やかしは成功である。もちろん、読み取りが間違っていれば、子の笑顔は返ってこない。甘やかしは失敗である。たとえば、疲れて帰って来た子に「美味しいジュースがあるよ」と言ってあげる。それが子どもの気持ちにぴったりだったとすれば、子は「わあー、うれしい」と笑顔を見せる。

成功と失敗を何度か繰り返しているうちに、その子の心のツボが分かってくる。それは子が一番欲しかったものである。親が子を甘えさせられるようになり、子は親に甘えられるようになる。すると、気持ちを理解された子どもは緊張を解いて安心を得る。親子のコミュニケーションは豊かになり、子は本音を語れるようになって、自然と問題が解決する。

小さい頃、十分に甘えられた子は、人に安心し、人を信頼できるようになる。安心と信頼があれば、人はがんばれる。

このように、親機能の一番は、子どもを甘えさせて、人への安心と信頼を教えることである。

そして次に、親機能の二番は、子どもをしつけて、がんばって生きていく方法を教えることである。

この二つが達成できると、親機能は完全である。

二つは時間的にも、構造的にも、第一の「安心」↓第二の「がんばり」の順で作られる。先に述べた子の問題、夜尿症やチック……拒食症や家庭内暴力などは、子ががんばれなくなったときの症状である。そうなったのは、第一の安心が足りなかったからなのだ。

第一の安心は、主に母親によって与えられる母性の核である。母性は、包み込む質である。温かさや、優しさ、柔らかさ、それが、子を甘えさせ、子を包み込み、安心を与える。

第二のがんばりは、当初は両親、つまり母親＋父親から伝えられるが、子どもの歳が進むにつれて父親からの部分が大きくなる。これは、父性の核である。父性は、切り開く質である。冷静さや、論理性、決断、行動、それが、子を激励し、自立させ、その子はがんばれるようになる。

父親であっても母親であっても、親はその心の中に母性と父性の両方を兼ね備えている。

しかし、生物学的に男性の父親は父性をより多く使い、女性の母親は母性をより前面に出す。もしかしてごくまれには、この役割を逆転させている夫婦がいるかもしれない。それはちょうどユングの述べる男性の心の中にある女性性＝アニマ、と女性の心の中に宿る男性性＝アニムスと同じ関係である。

父親が子に影響を与え始めるのは、二〜三歳のイヤイヤ期（これは第三章で詳しく触れる）以降である、と一般的に言われている。子はまず二歳までに母性を受け取り、それから父性に触れるのである。子どもは母性に包まれ、母親に甘えることを知り、心の安心を得る。安心した子はイヤイヤ期を通過して、自分で歩き出そうとする。その時に、背中を押してくれるのが父親である。母親に「甘えられて安心」をもらった子が次に学ぶことは、人生の「がんばり方」で、このときに父親が登場する。

豊かな安心をもてた子は、そこを安全な基地にして新しいものに挑戦する力を獲得する。好奇心は、子どもにそなわった生来の機能である。好奇心は素直に開花して、まだ見知らぬ闘いの場に出て、世界を切り開く。安心を持っていれば、新しいものは「不安」ではなく、「期待」である。がんばる力、不安を乗り越える力、困難を生き抜く力、孤独に耐える力、すなわち、父性の質が存分に発揮されるであろう。

†心の世界は母系社会である

本書は、これから心の地図の最初の位置である母子関係の重要性を探って行くが、その前に父親から引き継ぐがんばりが育っていく過程を簡単に見ておこう。

子が最初にがんばり方を学ぶのは、生活習慣の確立、「しつけ」の時である。

しつけは生きる術の最初であり、それが勉強の仕方や働き方へと広がっていく。しつけを教えるのは、初めは母親であるが、ついで両親が大きな影響を与え、さらに年齢が進むにつれて父性の機能が重要になる。

しつけの土台は、睡眠と食事・排泄の習慣である。

赤ちゃんの睡眠時間は、最初はバラバラであるが次第に夜にまとまってくるようになり、昼間起きている時間が長くなる。その頃に子どもは朝、同じ時間に起き、夜は同じ時間に寝ることをしつけられる。朝はがんばって起きなければならない。

食事は離乳食、断乳と進んで、やがて食事の時間が固定される。お腹が空いても次の食事の時間まではがまんする。うんちがしたくなっても、トイレに行くまで少しがまんする。

さらに、お風呂に入って体を清潔に保つ、寝る前に歯を磨く……。

お母さんに促されて、がんばって、できたらほめられて、生活習慣を身につける。そうすると一日がより活動的になり、楽しく過ごせることを子どもは知る。

生活習慣の確立ができると、がんばりは社会の中でのがんばり方へとバトンタッチされ、父性の質が強くなり、あらためて父親の出番となる。人と人との関係の中でどうがんばるか、勉強や仕事のがんばり方、人と対等に渡り合える方法、競争の仕方、ライバル関係の持ち方、交渉術、さらにはけんかの仕方もあるだろう。

これらの父性機能は母性機能である「安心」が確立されていないと、うまく伝達されない。安心がないと、父親が教える「がんばり」は、失敗を許さないルールになってしまう。子はルールを守れるかどうか、いつも緊張と不安に追い立てられる。がんばりが「もし失敗したら」という不安と一緒になってしまうと、苦痛になってしまう。

たとえば、学校でいじめの対象になりやすい子は、父性の質であるがんばり方や、対人関係の距離の保ち方、集団の中で自己主張する仕方（言い換えれば、闘い方）を知らないことが多い。その原因をさかのぼっていくと、母親からもらうべき安心を十分に獲得していないことに行き着く。そのために、父性を適切に獲得できなかったのだ。

母親から「安心」＝人生の安全基地をもらい、父親から「がんばり」＝人生の闘い方を学ぶ。

こうして子は、社会の中で安定して生きていけるようになる。

心の構造は、母↓父の順で構築される。

心の世界は母系社会である。

(2) 子は母から「人の温かさ」を学ぶ——ボウルビィの愛着理論

†ボウルビィの愛着理論

母子関係を考える上で基本的な理論となっている愛着理論は、医師であり精神分析学者でもあるジョン・ボウルビィ(John Bowlby, 1907-1990)によってまとめられた。彼は孤児院で育った子どもの調査などから、母親の養育と幼児の心的な健康との関係について考察し、およそ次のようなことを述べた。

子どもは社会的、精神的発達を正常に遂げるために、生後から二歳くらいまでの期間に、母親(か、それに代わる少なくとも一人の養育者)、すなわち子の成長に継続的に責任を負う大人との間に親密な関係を維持し、感情を共有し、それによって心理的な成長をする。その成長の土台となる基本的な関係を愛着関係と言う。その後、子どもは、愛着の対象者を安全基地として使うようになり、そこから社会的対人的行動の範囲を広げ（探索行動）、社会的な関係を学んでいく（『母子関係の理論』などより）。

ボウルビィは、子が愛着関係を作るのは「母親か、それに代わる一人の養育者との間」であると記述しており、母親とは限定していないが、一〜二歳くらいの間、母乳を与え世話をするという生物学的な機能を考えれば、多くの場合、それは「母親」となる。多くの人にとって、愛着関係＝母子関係である。

愛着関係の中で子どもが学ぶことは、人とはどんなものか、この世界はどういうふうにでき上がっているのか、という「感覚」である。この上に、子どもは人間関係についての「理論」を作り上げる。つまり、人とは基本的に温かいものである、とか、あるいは、人は本当は恐いものだ、とかの感覚ができ、その上に、人は困っていれば助けてくれる、とか、あるいは、逆に人に弱みを見せたらつけ込まれる、とかの理論ができる。

この「感覚」と密に連絡した「理論」を、子どもは母親との関係から学びながら、作り上げる。それが生涯を通して人間理解の土台になる。この土台をボウルビィは「内的作業モデル」（internal working model : IWM）と呼んだ。いわば、人間理解の基本テンプレート（人間理解のひな形・鋳型）である。人はこれを心の中に保持して（内的なモデルを持って）、日々人間関係を理解し、対応している（作業している）。

†人間理解の土台「内的作業モデル」

「内的作業モデル」は、生涯を通じて大きくは変わらないと言われている。

しかし、それは人生観ではない。社会理解でもない。そういった理性的な思考の根本にある体感を伴った人間理解である。

たとえば、私が社会的に非常に高い地位のある人と面会することになったとする。聞くところによると、その人はとても厳格な人らしい。

秘書に時間を指定され出かけていった私は、緊張しながら待合室にいる。自分の立場と相手の立場との関係、社会的な上下関係、年齢の上下関係などを勘案して、私はその人にどんな態度と言葉づかいで接するべきかを考えている。相手も同じようなことを考えているだろう。時間になり、部屋に通される。私は丁寧に挨拶をし、相手も威厳ある言葉と態度で挨拶を返す。

促されてソファーに腰掛けようとしたその時に、私は分厚い絨毯に足を取られて転びそうになり、体を支えようとして出した腕をテーブルの角に強くぶつけてしまった。その瞬間、相手は「あっ、大丈夫ですか」と数歩近づきながら私に声をかける。その時の相手の態度と声の調子は、それまでの威厳ある態度とはまったく違っていて、まるで自分の孫が転んだときのような心配そうな顔を見せた。

この時に現れる人間理解が、小さい頃に母親との関係で学び作り上げた、その人の「内的作業モデル」である。咄嗟に出るものなので、自分ではコントロールできない。いつもの社会的な態度の土台にあるその人自身である。

思わぬ事件で、私はその人となりに安心し、信頼に足る人であると確信する。私がホッと安心してこのように考えるのも、自分の内的作業モデルが土台になっている。つまり、それは「転んでも大丈夫、この人は私の緊張をわかってくれる」というような人間理解をもっているからである。

(3) 子は、どのように人間理解の基本を学ぶのか

愛着関係と「内的作業モデル」=人間理解の基本テンプレートがどのようにしてでき上がっていくかを、私なりの視点で見てみよう。

愛着関係の始まり、その土台は母子の感覚の共有である。

†生後六カ月――母と子は感覚を共有して生きる

赤ちゃんがお腹を空かしてギャーッと泣く。母親は緊張して子どもの顔をのぞき込み、お腹が空いているんだなと理解する。おっぱいをあげる。子どもと自分の肌が触れあい、その感覚と次第に満足していく赤ちゃんの顔が同期する。やがて、赤ちゃんは穏やかな表情を見せ、健やかな眠りにつく。母親は、ホッと安堵と幸せを感じる。

赤ちゃんはまだ言葉は理解できていないが、母親の肯定的な反応を全身で受け止めて、

自分が祝福されているのを感じる。自己の根本的な欲求である食欲を満たすことを母親から認められたのである。赤ちゃんはこの世での最初の甘えを知り、安心を得る。

母親の豊かな応答（共感的応答）は繰り返されて、赤ちゃんは何度も甘えられて安心する。この安心は、やがて子どもが自分自身を肯定的に受け止める自己愛に発展して行く。

感覚の共有、欲求の成就を通して子どもは内的作業モデルの最初のスケッチを描く、すなわち、「母親は信頼に足るもので、この世は生きるに値する」、と。

✝子ども二歳――母親に助けられて不満の解消法を学ぶ

一人遊びしていた子が寒そうな顔をしている。それを見た母親は、自分の中に子の感じているのと同じ「寒さ」を感じて、緊張する。

「あらあらかわいそうに、ごめんね。寒いね。これを着なさい」とセーターを着せる。

子どもは自分の感じていた不快感が「寒い」という状態だと母親に理解され、言語化されて、安心する。そして、セーターを着て次第に温かくなってくる体を感じて満足の顔を見せる。

子は、不快感・不満は解消していいのだと知る。

子の満足を確認して、母親が感じた「寒さ」もまた消える。

母子の感覚の共有、言語による確認、欲求不満の解決、これらは愛着関係の基本であり、これが毎日繰り返されることによって、子どもは安心を確認し、母親との関係が、生きる上での「安全基地」になるのである。

†子ども三歳――母親の内的作業モデルが子の生き方に影響を与える

公園で走り回っていた子どもが、転んでギャーッと泣き出した。ベンチで見ていた母親に、緊張と不安が走る。子どもは「ママー！　ママー！」と泣き叫びながら母親の元に戻ってくる。

この頃になると、子に対する母親の対処法に差が出てくる。つまり、不注意で転んだ子をいたわる母親と、逆に叱る母親などである。ここでは、［母親ａ］（いたわる母親）と［母親ｂ］（叱る母親）と二つの場合に分けて、対処法の違いを見てみよう。

［母親ａ］　子どもの傷を見て、

「ああ、痛かったね、痛かったね、かわいそうに。でも、大丈夫、ほら、こうしておけば大丈夫」と、簡単な傷の手当てをする。

子どもは自分の痛みを母親にわかってもらい（共感と受容）、大丈夫と声をかけられて（支持）、傷の手当てを受けて（対処行動）、ホッと安心する。安心を感じた子どもの痛みは、小さくなる。

子どもは、転んだのは自分が悪かったが、でも、母親にわかってもらえて、助けてもらえた、と理解する。がんばり方（＝転んだのは自分の責任）と甘え（同情してもらえた）が確認され、その子の「内的作業モデル（IWM）」には、「これからも自分はがんばっていろいろやってみる。それはいいことだ。でも、失敗したら人は助けてくれる」とスケッチされる。

［母親b］　子どもの傷を見て、「何やっているの、まったく！　はしゃぎすぎなんだよ。傷を見せてごらん」と怪我をした子の不注意を叱る。

子どもは自分が悪かったんだと反省し、痛みをこらえながら泣き続け、母親は「いつまで泣いているの」と不機嫌になる。子の内的作業モデルには、「失敗は自分の責任、自分が悪い。人に頼ってはいけない」とスケッチされる。

共感、感覚と感情の共有、共通理解の確認、不満の解消を繰り返して、母子は互いの

「存在」の確認を行いながら愛着関係を作り上げ、その上に内的作業モデルができ上がっていく。

公園で転んだ子をいたわる［母親a］と、子を叱る［母親b］の反応の違いは、実は、それぞれの母親自身が持っている「内的作業モデル（IWM）」の違いによるものだ。［母親a］は、小さい頃に同じような優しい反応をしてもらったのだろう。［母親b］は、小さい頃から厳しく育てられたのかもしれない。面会室で転んだ私を気遣ってくれた年輩の紳士や、転んでも失態を気にしない「私」もまた、［母親a］のような親に育てられた幼児期を経ているはずだ。

二歳頃までにでき上がる愛着を土台に、その後、一、二年で作られる内的作業モデルは、生涯を通じて大きく変わることはないとされる。

しかし、［母親a］の内的作業モデルをもった人が、成人してから［母親b］の内的作業モデルに変化することはある。人生の挫折や大病、深い悩みを解決した後などに起こる。

（4）「愛着障害」とはどういうものか

†本書での愛着障害の定義

さて、優しい母親と厳しい母親の代表として［母親ａ］と［母親ｂ］との違いを説明したが、両者に共通な点は、①子どもが怪我をして母親に助けを求めていること、②母親は、優しかろうが厳しかろうが、子どもの怪我にきちんと反応している点である。子どもと母親との間に心の交流が成立している。こういう母子関係には愛着関係が成立していると言う。

一方、まったく愛着関係の成立していない母子関係がある。上の例に則して言えば、母親の前で転んでも、助けを求めず一人でがまんしている子、それを見ても駆け寄ろうとしない母親の母子関係である。

それが、「愛着障害」である。

愛着障害という言葉は広く母子関係の分野で使われるようになって、その意味は様々に拡散してしまったようだ。そこで、ここではあらためて愛着障害を次のように考える。

すなわち、愛着障害とは、ボウルビィが述べるように生後～二歳くらいまでの間に、養育に継続的に責任を負う大人（多くは母親）に出会えなかったために、愛着関係を築くことができなかった子どもたちの障害である。怪我しても親に応答してもらえず放っておかれた子どもたち、虐待を受けて育ち親を愛せなかった子どもたちなどに見られる。彼らが幼少期に示す「反応性愛着障害」や「脱抑制型対人交流障害」を愛着障害の中心的症状と考え、それと同じような心の緊張を抱えている子どもたちを含めて愛着障害とする。「反応性愛着障害」や「脱抑制型対人交流障害」については第五章で詳しく触れるが、これらは虐待かそれに近い環境で育った子どもたちが見せる心の傷である。

読者が混乱しないように、あえて繰り返すが、「愛着障害」について書かれた書物には、愛着障害を単に「母子関係の歪み」とか「親の愛情不足」として見ているものが少なくない。しかし、愛着関係が「ある」のか「ない」のかが、心の発達の出発点だ。本書では、「愛着障害」＝「母子間に愛着関係が成立しなかったこと」として、書き進めていくことにする。

再び、公園で転んだ子どもの例に則して述べれば、愛着障害が生じる子は、そもそも公園に連れてきてもらったこともなく、母親と一緒に遊んでもらえず、家の中か、せいぜい家の前で一人遊びをしていた子どもである。道で転んでも泣き出すこともなく、一人でじっと傷を見てがまんする。母親と顔を会わせても傷を報告しようともしない。それがその子の心の出発点となる。

ほとんどの人は、優しい母親であろうが、厳しい母親であろうが、愛着関係が成立していた環境で育っている。しかし、少数の子どもたちは（おそらく人口の五～一〇パーセント）母親と愛着関係を持てず、つまり愛着障害を抱えたままに独りぼっちで育っている。

心の出発点に、母子の愛着関係があったか、否か。

これが、自分の心の現在地を知る最初のデータになる。

愛着関係が無いこと（愛着障害）がその後の人生にどんな大きな影響を与えていくか、心の発達の時間を一気に成人期にまで飛ばして、その影響を見てみよう。

（5）愛着障害の有無で、大人のうつ病の症状はどう違うか〈模擬事例1〉

以下に〈模擬事例1〉を示しながら、愛着障害の有無によるうつ病の違いを検討してみよう。

模擬事例は二九歳の独身の男性で、会社での過重な仕事に疲れきり、うつ病になってクリニックにやってきた。彼は大学卒業後、就職して五年目である。アパートで一人暮らしをしている。実家はアパートから車で三〇分くらいの所で、そこには両親と大学生の妹がいる。

この事例を、幼少期に愛着関係が成立していたかいなかったかで、二つに分けて比較する。つまり、

〈模擬事例1-A〉は、小さい頃に母親との間に豊かな愛着関係があった場合（愛着障害なし）で、

〈模擬事例1－B〉は、小さい頃に母親と心を通わせることができずに育った場合（愛着障害あり）である。

二人の症状と経過の違い、そして何よりも心の悩みの違いを比較しながらうつ病の全体の経過を追っていこう。

†最初の面接——休職に追い込まれた経過を語る（四月一五日）

〈事例1－A〉愛着あり

彼（A）は、次のようにうつ病の経過を語った。

うつ病になって一カ月前から休職中です。会社の産業医から紹介された精神科クリニックに通っています。薬を飲んで少し元気になってきました。

先週、実家に帰った時に母親から「薬だけじゃなくて、少し話を聞いてもらえる所にも通ったほうがいいよ」と言われて、先生のところを紹介されました。

会社の仕事で失敗した。内規違反だと言われた。取引先の会社にも迷惑をかけたと思う。損害は与えていないけど……。それで「もうだめだと思って……」、でも一方で

「こんなことでくじけちゃいけない、がんばらないと」と思ってました。それが交互に来て、グルグル回っているうちに、自分のことがわからなくなってしまって、三月の最初の頃、アパートで一人で酒を飲んでいて①「もういいや、全部、止めていいじゃないか」と思って、フラフラと車を運転してRの海岸に行った。低気圧が来ていて海は荒れていた。どうしてRなのかはわからないけど、昔行ったことのある場所、②実際に死ぬ気はなかったけど、岸壁から飛び込めば死ねるかなとか思って雨の中をうろついた。みぞれ交じりの雨だった。体が冷え切っていたけど、感じなかった。そのうち、大きなクラクションの音がして、ハッと我に返った。路上駐車した車が邪魔になっていたらしい。急いで車に引き返した。

仕事がパンパンになったのは、去年の夏頃からだった。

胃痛・頭痛が続いた。それから、眠れなくなった。土日は一日中寝ていた。八月頃から仕事に集中できなくなっていた。ご飯は食べ始めれば入るけど、後でトイレで吐いたりした。取引先とのアポの時間を間違えたり、車を運転していてボーッとして蛇行してしまったり、疲れきっていたと思う。八月末にめまいと吐き気がひどく、職場で倒れてしまった。そのまま病院に行って「疲れがたまってますね。熱中症でしょう」と言われて、点滴を受けた。体重が一〇キロ減っていた。翌日からは出勤できず、三日休んだ。部長がエキセントリックな体育会系で、ノルマ、ノルマと言われていた。③自分の部の業績を上げたかったのだろうと思う。「できないと昇進させない」みたいなことも言われた。今から思えば、脅迫、パワハラだったと思う。従わないといけないと思っていたので、走り続けていた。

年末の忙しさは何とか乗り切ったけど、新年になってもう体が動かなくなって、それで酔っ払って雨の中うろついて、翌日、会社に行けず無断欠勤してしまった。それから産業医の面接を受けて、うつ病の治療を指示されて、三月から六月までの期間で病気休職になった。

第一回目の面接は、薬の内容を確認し、うつ病の治療は会社の指定クリニックでこのまま継続し、それと平行して精神療法（カウンセリング）は私のところで行うことになった。

Aのうつ病のポイントをまとめると、次のようになる。

（1）昨年の夏頃から仕事のストレスで体調が悪くなり、心身ともに疲弊していた。熱中症と言われて治療を受けていたが、めまい、吐き気などの疲労症状と、集中力の低下、体重減少・睡眠障害などうつ病の症状が始まっていた。

（2）緊張と不安、身体的な疲労を抱えてがんばっていたが、今年の三月、とうとう緊張の糸が切れてしまって、「自棄を起こして」酔っ払って深夜のドライブ（傍線①）、自殺未遂みたいな行動を（傍線②）取っている。それがきっかけで精神科のクリニックを受診した。

ここまで、典型的なうつ病の経過と考えていい。

（3）うつ病の原因を自分だけでなく、自分以外のものにも求めている。つまり過重労働と部長のパワハラである。「脅迫、パワハラだったと思う」と部長に対する怒りを述べている。すなわち、彼の自己主張がみられる（傍線③）。

（4）カウンセリングにやってきたのは、母親に「薬だけじゃなくて……」と言われてであり、うつ病を心配する家族がいる。

同じことを、小さい頃に愛着関係を持てなかった彼（B）は次のように語った。

〈事例1－B〉愛着なし

彼（B）は、次のようにうつ病の経過を語った。

うつ病になって、一カ月前から休職中です。会社の産業医から紹介された精神科クリニックに通っています。薬を飲んで、少し元気になってきました。

先週、知人から「薬だけじゃなくてカウンセリングも受けたほうがいい」と言われて、先生のところを紹介されました。

会社の仕事で失敗した。内規違反だと言われた。取引先の会社にも迷惑をかけたと思う。損害は与えていないけど……。それで、「もう疲れてしまった。これ以上はどうしても無理か」と思って、「終わりにしたい」という考えがグルグル回っていた。三月の最初の頃、アパートで一人でボーッとしていた。以前通っていたクリニックでもらった睡眠薬をボリボリかじって、お酒も飲んでいたと思う。①それからはよく覚えていない。ハッと気づいたら、深夜、Rの海岸にいた。低気圧が来ていて海は荒れていた。どうして自分がそこにいるのかわからなかった。時計を見たら午前二時半、四時間くらい時間が飛んでいた。ポケットには車のキー、ああ、車で来たんだな。どこに車を止めたんだろう。そこは、昔行ったことのある場所、みぞれ交じりの雨だった。体が冷え切っていた。②海の中は温かいだろうなと思って、フーッとそこに入っていきそうになった。その時、大きなクラクションの音がして、あっ、車だと思って、急いで引き返した。

ずっと忙しかった。去年の夏頃から体調が悪くなっていた。

胃痛・頭痛が続いた。睡眠時間は三、四時間だった。仕事が終わらない時は会社に泊まった。八月頃から仕事中にめまいと耳鳴がひどくなった。以前、突発性難聴になったことがある。ご飯を食べないと倒れると思って無理に飲み込んでいた。後でトイレで吐いたりした。取引先とのアポの時間を間違えたり、車を運転していて途中の道筋の記憶が飛んでしまうこともあった。恐かった。八月末に職場で倒れてしまった。そのまま病院に行って「疲れがたまってますね。熱中症でしょう」と言われて点滴を受けた。体重が一〇キロ減っていた。翌日からは出勤できず、三日休んだ。

部長が厳しい人で、自分にたくさん仕事を振ってきた。自分の部の業績を上げたかったのだろうと思う。「できないと昇進させせない」と言われていた。もともと昇進には興味はなかったけど、仕事はきちんとしないといけないと思っていた。③友だちに話したら「パワハラじゃないか」と言われたけど、どうだったのか、よくわからない。

年末の忙しさは何とか乗り切ったけど、新年になってもう体が動かなくなって、それでさっき言ったR海岸のことがあって、翌朝起きられずに、気づいたら夕方になっていた。無断欠勤。それから産業医の面接を受けて、うつ病の治療を指示されて、三月から六月までの期間で病気休職になった。

Bのうつ病のポイントをまとめると、次のようになる。

（1）昨年の夏頃から仕事のストレスで体調が悪くなり、心身ともに疲弊していた。熱中症と言われて治療を受けていたが、めまい、吐き気などの疲労症状、集中力の低下、体重減少・睡眠障害などうつ病の症状が始まっている。ここまで〈事例1-A〉と同じだ。しかし、〈1-B〉には疲労症状としてさらに「耳鳴」と「突発性難聴」がある。これらは、数年以上に及ぶ慢性的な緊張と疲労が背景にあることを示している。

（2）緊張と不安、身体的な疲労を抱えてがんばっていたが、今年の三月、とうとう緊張の糸が切れてしまって、「終わりにしたい」と思い、ボーッと薬をかじり酒を飲んだ。この時、Bは「解離症状」を起こしている（「ハッと気づいたら、深夜、Rの海岸にいた」傍線①）。「どうして自分がそこにいるのかわからなかった……時計を見たら時間が飛んでいた」。つまり、数時間、別人格になっていたのである。解離性障害は愛着障害がある人に出現しやすい。Bは死ぬ気はなく、ただ「終わりにしたい」と言う。〈事例1-A〉の

「自棄を起こす」のは怒りの表現、自己主張であるが、「終わりにしたい」には怒りはなく、あくまでも受身である（傍線②「海の中は温かいだろうなと思って、フーッとそこに入っていきそうになった」）。

（3）Bは、うつ病の原因を自分だけのせいにしている。「自分の力が足りないからだ」と考える傾向が強く、これも受身である。パワハラされていた自覚がない。（傍線③友だちに話したら「パワハラじゃないか」と言われたけど、どうだったのか、よくわからない）。

（4）カウンセリングにやってきたのは友人に言われてであり、うつ病を心配する家族の存在は感じさせない。

AとBの二つを比較すると、一番の違いは傍線部③、部長のパワハラについての認識である。業務に無理に従わされてうつ病になったことを振り返り、ひどい部長だったと言えるAと、そういう認識を持とうとしないB。その差は、実は幼少時の愛着関係の有無にさかのぼる。公園で転んで泣き出して母親に受け止めてもらったのがAで、一方、一人ぼっちで遊んでいて怪我をがまんしたのがBである。痛み、苦しみ、怒りを受け止めてくれる養育者が近くにいなかったBは、苦しみを飲み込んでしまう。

次の第二回目の面接では、この両者の違いがより鮮明になる。Aは自分を守るために自己主張をしているが、Bは自分を責めて現状に耐えるだけである。

†自分でうつ病の原因をふり返る――自己愛の有無（五月一〇日）

〈事例1－A〉愛着あり

体調はいいです。眠れています。食欲もある。だいぶ楽になってきました。あれから、自分のことをふり返っています。夢中で仕事をしてきました。自分でがんばってきたけど、部長にいいように利用されてきたとわかった。あの頃、部長が恐くて媚びていた自分がいた。そういう自分が嫌になった。取引先と契約書を取り交わした時の手順で、内規違反をして顚末書を書かされた。部長の決裁をもらわずに書類を渡してしまったことだけど、それは確かに違反、でも「そんなこと後でいいから早く契約とってこい」と言われてやったことだった。会社の上の方には、わかってもらえなかった。違反は違反と言われた。その時、部長は知らんふりという感じだった。部長は自己中で嫌な奴だ。でも、そのプレッシャーに負けてしまった。「言うこと聞かないと昇進させないぞ」という態度、言い出せなかった。自分がダメだった。

①いろいろふり返っていて、自分は弱かったと思う。でも、そうしてしかやって来られなかった自分がかわいそうになった。「自分の人生だ、何とかするぞ」と思った。そう思えたら部長に怒りが沸いてきた。すっごく腹が立ってきた。うつ病はあいつのせいだ、自分のせいだけじゃないと思う。

〈事例1－B〉愛着なし

体調が悪いです。体が痛い。耳鳴りも続いています。

前の会社でもうつ病で三カ月休んだことがある。一度は復帰できたが、二度目の時に自分で退職した。今回で三回目のうつ病。何をやっても自分は最後までできない。情けない。取引先と契約書を取り交わした時の手順で、内規違反をして顛末書を書かされた。部長の決裁をもらわずに書類を渡してしまったことだけど、それは確かに違反、でも、「そんなこと後でいいから早く契約とってこい」と言われてやったことだった。会社の上の方には、わかってもらえなかった。違反は違反と言われた。その時、部長は知らんふりという感じだった。部長は人の意見は聞かない人、「言うこと聞かないと昇進させないぞ」と何度も言われた。

①ちゃんと仕事をこなせない、やって来れなかった自分がダメだと思う。もう疲れてしまった。何とかしないと……自分に甘いと思う。がんばれない自分はダメです……。

A事例の場合、体調が回復していると報告している。睡眠も食欲も元に戻った。抗うつ薬がよく効いているようである。しかし、B事例では体調は悪いままである。愛着障害を抱えたうつ病には薬は効かないことが少なくない。

愛着障害の有無による違いは傍線部①に見られる。A事例では彼は自分の至らなさを責めつつも、「でも、そうしてしかやって来られなかった自分がかわいそうになった」と述べ、自分への健全な愛情＝自己愛をもっていることがうかがえる。

一方、Bでは、彼は自分を卑下し責めるばかりである。自己愛が育っていないのである。自分を愛して自己主張できるか、否か。小さい頃に自己主張を母親に受け止めてもらったことがあるか、否かの違いがここに出る。

またBのうつ病は、今回が初めてではなかったことが語られる。三回目のうつ病、反復性うつ病は、「燃え尽き症候群」とも言われ、愛着障害を抱えた成人に特徴的なうつ病でである。

†育ってきた家族（原家族）の問題を語る（六月一三日）

うつ病の原因は、その時のその人の生き方と密接に関係している。真面目すぎる生き方、四角四面な生き方はうつ病を誘発しやすい。逆に、「いい加減に生きている人」はうつ病にはなりにくい。患者はうつ病の回復過程で自分の生き方、それをはぐくんできた家族（原家族）について語り始める。

〈事例１－Ａ〉愛着あり

最近、自分の家族のことを考えている。

親父は、会社でどんな働き方をしてきたんだろうって……。家では亭主関白だし、子どもにも命令ばかりだ。でも、外ではどうだったのか。父には友人がいない。会社以外のつき合いはないみたいだ。孤独な人だと思う。自分はそうなりたくないと思って、友人を大切にしている。父は一緒にニュースを見ていても、出演者や政治家の批判ばかりをする。絶対、人をよく言わない人。人をほめない人だ。

逆に①母は社交的、そんな父を「しようがないわね」という感じで見ているようだ。

先日、父と一緒に飲んだ。久しぶりに駅前の焼き鳥屋……楽しかったけど、今までと違って何か面倒だなと思っている自分がいた。父がまたいろいろ批判を始めた。以前だったら同意して聞いていたけど、父を見ていて悲しかった。

私がこうなったのはひどい部長のせいだけど、それだけじゃないな、と思い始めた。根っこに家族の問題があったのだろう。一緒に飲んでいる時にそれに気づいた。父の前で自分はずっと小学生を演じていたようだ。②小学校の頃、よく父とキャッチボールをした。楽しかった。その時の関係だ。それからずっと変わっていない。自分は、父親と大人同士の関係を持てていなかったと思う。だから、自分をよく思われたい気持ちが強くて、必要以上にがんばってしまう。緊張して疲れてしまう。周りに合わせてしまう自分がいる。疲れる。それは、もう止める。

産業医と相談した。来月、「復職可」の診断書が出される。六月から復帰することになると思う。

彼（A）は真面目すぎて、周りに合わせてしまう自分の生き方がうつ病を誘発したのだと分析している。そして、それは突っ張っているだけで実は弱い父親と、自分との関係に起因していると言う。幼少時に、彼は母親とは豊かな愛着関係を作ることができたが（傍線①の母親像から推測できる）、しかし、父親との関係が不安定だったのだ。母性をたくさん受けたが、父性の伝達は不十分だった（傍線②）。母性とは人との親しい関係を作る力であり、父性とは社会の中で対等にがんばり、闘う力である。彼は自らの力で足りなかった父性を補充し、安定した成人期の心に到達しようとしている。

〈事例1－B〉愛着なし

小さい頃から一人だった。家族との思い出はあまりない。実家には、大学を出てから五年以上帰っていない。休職していることも知らせていない。

①父親は仕事人間、家にいることが少なかった。いわゆる企業戦士だった。無口な人で何かいつもがまんしている感じだった。

②母親は、何でも自由にやらせてくれたけど、何かをしてもらったことはない。今、思えば完全な放任だったと思う。小学三年の時、学校でいじめられた。母親に相談したら怒るだろうと思って、言わなかった。中学三年の時の三者面談（進路相談）も、母親

には言わなかった。勝手に自分の意見を言い始めて、かき回されてしまうだろうと思ったからだ。担任の先生には「母は体調を悪くしてしまったので、僕一人で行きます。親とは相談しています」と伝えた。友だちは皆、親と一緒に来ていた。ウチは違う、と自分に言いきかせていた。

小さい頃に母親から声をかけてもらったことがなかった。「宿題やったの?」とか心配されたこともないし、叱られたこともない……。思い出せないだけなのか、自信がないけど、でも、僕はずっと一人だったと思う。

それで、いつも先のことを考えて不安だった。一人で考えて、自分で追い込んでいく、何か問題が出てくると、とことん最悪の状況を考えてしまう。学校や会社では明るくしているので、いつも仲間からは元気な人、快活な人と思われているけど、僕はそれで精一杯だった。もう疲れた。

自分の不安、緊張はやっぱり生い立ちに原因があるのだと思う。

産業医と相談した。来月、「復職可」の診断書が出て、六月から復帰することになると思う。

彼（B）は、母親との間で愛着関係を築くことができなかった。まったく放任され、心理的にはいつも一人だった。「ネグレクト」という虐待があったと見ていいだろう（傍線②）。その結果、彼は愛着障害を抱えてきたのだ。一方、父親は無口な企業戦士だった。こんな場合、たとえ父親が豊かな父性を備えていた人であったとしても（傍線①の父親像から推測）、それは子どもには伝達されない。なぜならば、伝達の順番は必ず母性が第一であり、ついで父性になるからだ。愛着関係の成立がないと、父性は伝わらない。

†六カ月の休職から職場復帰を決断する（七月一四日）

休職から六カ月後、彼は職場復帰した。うつ病にしては少し長い休職であった。社内事情、特に上司との関係を考えて、産業医がかなり慎重になっていたようである。

〈事例1－A〉愛着あり

出勤している。会社に復帰して、仕事が順調に回り始めている。体調はよくて、休みの日は少し時間をもてあましている。買い物したり、地元のチームでサッカーをやったりしている。その仲間と話しができるのがうれしい。会社とは違う仲間だ。

仕事のことをふり返った。①「ああ、もう止めた、昔のやり方は捨てる」と思った。それでは自分は満たされない。お酒を飲んで、ごまかしてがんばるのはもうできない、と思った。

何もしたくない自分、何をやっても無駄かと思う自分、だったら好きにやったらと思う自分、古い自分が死んだような気がする。あの三月の冷たいみぞれ交じりの雨を思い出す。今の自分と、ここに来て治療を受ける前の自分がいる。二つを見ている。がんばり過ぎてきた自分が見えた。がんばりは大切だけど、ずっと緊張してきた。昔の自分になって動いていると体が辛くなる。それを感じたら休む。

……もう薬は止めてしまった。

実は、もう少し落ち着いたら退職しようと考えている。内緒だけど先週、転職エージェントに相談に行った。今度は長く勤められる会社にしようと思う。もともと英語が得意だから活かせるところがいい。

部長のことを考えると、仕返しして、逆に追い詰めてやりたくなる。明らかにパワハラだったと思う……、会社の対応もよくなかった。そこまでの会社だった。

②これからは、自分らしく生きていきたい。

彼（A）は父性を補充して、仕事の仕方・生き方を変えた。「昔のやり方は捨てる」と明確に述べている（傍線①、②）。典型的なうつ病は三〇歳前後に多い。そして、多くの人は原家族をふり返り、自力で生き方を変えていく。

〈事例1―B〉　愛着なし

朝から疲れている。でも、出勤している。体調はあまり良くないけど、仕事を続けている。

休みの日は部屋に引きこもっている。カーテンも閉めたまま、ベッドの上でラジオを聞いている。音楽だけが流れている。いつの間にか夕方になっていた。何か食べないといけないと思って、コンビニにお弁当を買いに行く。休みは一食だけのことが多い。

①仕事のことを考えている。ああ、もう終わりにしたい。生きている作業が辛い。自分にはやりたいことはない。「朝、目が覚めなければいい」、小学校の頃、布団の中でそう思っていたのを思い出す。あの三月のR海岸、冷たいみぞれ交じりの雨、あの時と同じ気持ちだ。先日、食卓の上に「死ぬときも、産まれた時も独りぼっち、無縁仏に

して葬って下さい」という走り書きを見つけた。自分の字だった。いつ書いたのか思い出せなかった。

必死だった自分が見えた。がんばりは大切だけど、ずっと緊張してきた。体が辛くなる。それを感じる、昔は、たぶんそれもがまんしていたのだと思う。

……もう薬は止めてしまった。

退職しようと考えている。内緒だけど先週、転職エージェントに相談に行った。今度はしばらく派遣で仕事をしようと思う。責任がない仕事がいい。もともと英語が得意だから、活かせるところがいい。外資系の派遣を考えている。

部長に言われたことを考えると辛いけど、子どものころから理由もなく叱られるのは慣れている。それはもういい。②パワハラだよと言われてそうだったかと……、会社の対応もよくなかった……と、そこまでの会社だと友だちが言ってくれたが、僕にとってはそれもどうでもいい話だと思う。

彼（B）のうつ病は、回復しない。〈事例1-B〉は職場復帰したが生き方、働き方は変わっていない。ただ昔からの辛い時間が、そのままに流れているだけである（傍線①）。

相変わらず自己主張がなく、受身、周りに合わせて生きている（傍線②）。

愛着障害を抱えたうつ病の回復には、より深い精神療法が必要である。自分を主張し、自分の人生を作り直すには、人生の始まりに立ち返って愛着障害を治療することが不可欠だからだ。彼（B）はその後、約二年、二〇回のカウンセリングを続け、愛着を取り戻した。

しかし、その経過を読者に説明するには、もう少し母子関係と愛着についての基礎知識が必要である。これについては、あらためて第五章で説明する。


ボウルビィの愛着理論を紹介して、すべての人の心の出発点にある母子の愛着関係について検討した。うつ病の模擬事例で示したことは、幼少期の母子関係で愛着関係が成立していたか否かが、その後の人生にいかに大きな影響を与えるかである。この事例を通して読者には、この世には少なくとも二つのタイプの母親が存在すると理解してほしいと思う。すなわち、子どもとの間に愛着関係を築く母親と、それを築けない母親である。後者の母親に育てられた子は、生涯を通して愛着障害を抱えながら生きなければならない。

第二章

母親の三つのタイプ

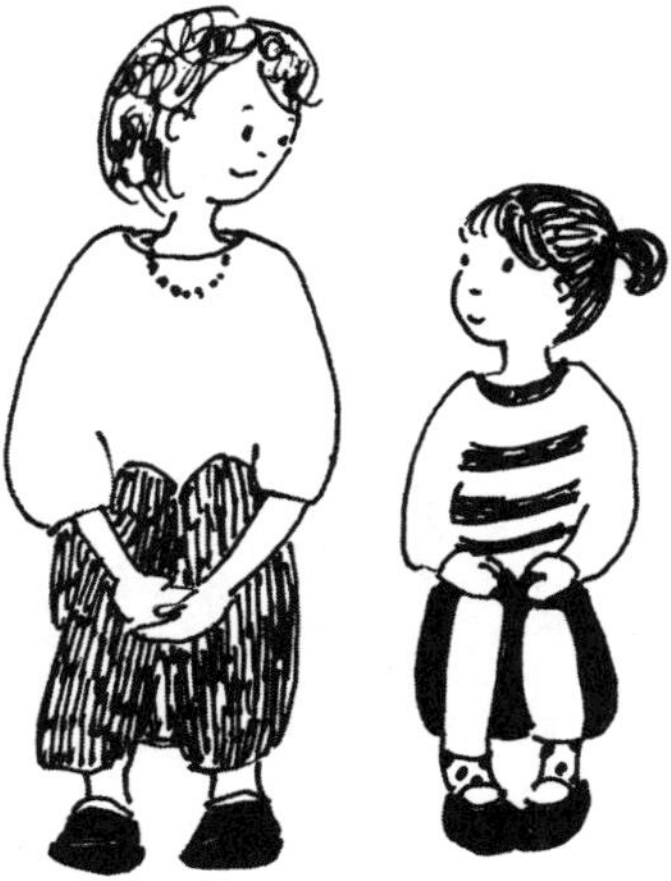

（1）愛着関係からみる母親の三分類（Aタイプ、Sタイプ、Dタイプ）

†母親には、子との愛着の持ち方によって三つのタイプがある

前章で、母親のタイプを二つに分けた。すなわち、子どもとの間に愛着関係を作ることができる母親（模擬事例1－Aの母親）と作れない母親（模擬事例1－Bの母親）である。

本書ではここで、前者の愛着関係を作ることができる母親をさらに二つに分けて、①豊かな愛着関係がある母親と、②愛着関係が不十分な母親とする。③愛着関係を作れない母親と合わせて、三つのタイプの母親が分類できたことになる。それらを、A（Adult）タイプ、S（Sub-adult）タイプ、D（Disability）タイプの母親と名づけて、次のように定義する。

Aタイプの母：子との間に正常で豊かな愛着関係を作ることができる（正常成人の母親）
母親は、親としての責任を持ち、子の気持ちを理解し、十分に甘えさせることができる。
子どもは、失敗しても安心して積極的に公園で遊び回る。愛着障害はない。

Sタイプの母：子との間に愛着関係を作れるがそれが不十分（親として未熟な母親）
母親は、子の気持ちを理解するが、子をあまり甘えさせない。
子どもは、少し母親を気にしながら、気をつけて公園で遊ぶ。愛着障害はない。

Dタイプの母：子どもとの間に愛着関係を作ることができない（人間理解に障害のある母親）
母親は、子の気持ちを理解できず、継続的な母子関係を作れない。
子どもは、公園に連れて行ってもらえず一人で遊ぶ。愛着障害が生じる。

以上、三タイプの分布割合、心理発達段階、特徴、子どもの愛着障害の有無を［表1］にまとめた。

表1　母親の3つのタイプ（A,S,D）

	母（養育者）				子
	割合（%）	心理発達	愛着関係を作る能力		愛着障害
Aタイプ（Adult）	90%	親としての責任をもつ成人期の母親	子の気持ちをよく理解し、子の気持ちに共感的に応答し、豊かな愛着関係を作ることができる母親	◎	なし
Sタイプ（Sub-adult）	3%	親として未熟な母親（学童期）	子の気持ちを理解するが不十分で、最後まで子に寄り添えず、子育ての責任感に欠けるところがある母親	○	なし
Dタイプ（Disability）	5%	対人理解に障害がある母親	他人の気持ちを理解できない能力的な障害を持ち、子どもとの間に愛着関係を作ることができない母親	×	あり

※割合の数値は筆者の臨床経験からの推定によるものである

なおそれぞれの母親の割合の数値は、私の臨床的な経験からの推定である。合計で九八パーセントになり、残りの二パーセントの母親には、ここでは取り上げない精神疾患（統合失調症や躁うつ病など）がある場合で、その場合に子に愛着障害が生じるか否かは環境条件等によって異なる。

臨床的にはこの三つのタイプを理解すれば、ほぼすべての母子関係をカバーできると考えている。

これら三つのタイプの母親の心理学的、精神医学的背景は以下の章（三章、四章、五章）で詳しく説明していくが、各論に入る前にそれぞれのタイプの特徴を紹介しておこう。

†親としての責任をもつ標準的な母親〈Aタイプの母親〉

読者のうちのほとんどは、Aタイプの母親の下で育った「子」であろう。母親の約九〇パーセントがこのタイプである。

母親は子どもの気持ちをよく理解し、子に対して一貫した態度をとることができ（対象関係論・対象恒常性）、また子どもが何かを訴えれば、母親はそれをよく理解し応えてくれる（自己心理学・共感的応答）。逆に言うと、世の中の九〇パーセントの人は甘えを知っているし、母親はいつまでも甘えられる存在だ。

Aタイプとは、「正常成人」の母親という意味、すなわちAdultの「A」をとって名づけた。

テレビドラマや多くの小説に登場するのは、すべてこのAタイプの母親であって、それ以外の母親はまず登場しない。ドラマに精神障害や発達障害のある母親が登場する場合があるが、そうであっても脚本家が描く母親の心理行動のパターンは、Aタイプの母親になっている。「ふるさとの母」とか、「お受験ママ」などの定型的な表現がされた時、描かれるのはAタイプである。

実は、小説だけでなくほとんどの心理学の理論も、Aタイプの母親を暗黙の前提として組み立てられている。

Aタイプの母親は、だから、もっとも「普通の」母親であるが、しかし、この「普通」を理解することは、それ以外を知らない（経験したことがない）人々にとってはとても難しい。Sタイプ、Dタイプの母親を知ることでAタイプの「普通」がわかるはずである。

†親になりきっていない未熟な母親〈Sタイプの母親〉

Sタイプは、母親の中で三パーセントくらいである。この割合は、私の臨床経験からの推定値である。

Sタイプの母親は子どもとの間に愛着関係を作ることができるが、それが「不十分」である。あるいは方向が間違っていて、子どもと仲良くできるが友だち同士のような関係が強く、最後の最後に、親として、大人としての責任を回避することがある。このため、子は「甘えようとしてあるところまで母親に近づくと、最後に拒絶される」あるいは「無視される」という体験を持つ。それが、子の緊張と不安の元になっている。

子が小学生頃まではあまり問題を起こすことはないが、思春期に到って、子は多いに悩むことになる。その頃、母子が私のクリニックを訪れる。摂食障害や不登校問題である。

母親として精神的に未熟、成人になりきっていないという意味で、Sタイプ、すなわち、Sub-adult、あるいは学童期（School age）の「S」をとって命名した。学童期とは人生の心理発達を八段階に分けて説いたエリクソン（E. H. Erikson, 1902-1994）の心理発達理論（『幼児期と社会Ⅰ・Ⅱ』仁科弥生訳・みすず書房）で、大人になる前の段階として説明されているものである。第四章で詳しく説明する。

†対人理解に障害がある母親〈Dタイプの母親〉

Dタイプの母親は、全体の五パーセントくらいである。この値は生物学的、統計学的な推定値である。

Dタイプの母親には、認知機能の障害がある。そのために、子どもの気持ちを読み取ったり、推測したりすることができない。子どもだけでなく他人の気持ちもわからないので、対人関係でトラブルを起こしやすい。他人や子どもの気持ちを読み取るという作業は、「自分を相手の立場に置き換えて、そこから相手の気持ちを推測する」という心理的に高度な作業が不可欠だ。この作業には「社会的領域の知能」（DSM-5『精神疾患の診断・統計マニュアル』、次節で説明）が必要であるが、Dタイプの母親はこれができない。精神医学的に述べれば、ごく「軽度」の知的能力障害（一部、境界知能領域を含む）がある。母親にこういった「障害」がある場合には、愛着関係の形成に問題が生じ、子どもの正常な心理的発達が阻害され、愛着障害が生じる。

Dタイプの「D」は、disability（障害）という意味である。

知的能力障害についての誤解を避けるために付け加えておくと、社会で一般に「知的能力障害」と理解されているのは中等度から重度の知的能力障害で、彼らは社会の支援を受け、保護的な環境（家庭・施設・作業所など）で生活している。しかし、ここで問題にしているごく「軽度」の知的能力障害は、その中には含まれておらず、社会でほぼ自立的な生活を送っている。また、この程度の知的能力障害が診断されることも少ない。「軽度」知的能力障害についての詳しい説明は第五章で取り扱う。

†その他の母親タイプ

その他には、三つのタイプに入らない残り二パーセントの母親がいる。すでに述べたように、重い精神障害がある母親で、統合失調症や躁うつ病がそれにあたる。統合失調症の発症は人口の約一パーセントで女性はその半分の〇・五パーセントになる。これらの場合、母親の病気の発症時期、その時の子の年齢、家族環境によって愛着が形成されるか否か、またその内容が変わってくる。母子関係は複雑な経過をたどるので本書では直接は扱わないが、ほぼDタイプに準じると考えていいだろう。

（2）精神科のクリニックのクライアントは、どんな母親に育てられた人が多いか

母親のタイプ別の割合は、Ａタイプの母親（親の責任を持つ）：九〇パーセント、Ｓタイプの母親（親として未熟）：三パーセント、Ｄタイプの母親（対人理解に障害）：五パーセントと述べた。

しかし、私のクリニックを訪れるクライアントがどんなタイプの母親に育てられたかを見ると、Ａタイプの母親に育てられた人は約一〇パーセントと逆に少なくなり、Ｓタイプの母親に育てられた人が二〇パーセントくらい、Ｄタイプの母親に育てられた人が六〇パーセントくらいになる。

Ａタイプの母親の下で育った人は、成人になってからも精神科のクリニックを利用するような心の悩みを抱えることは少ないのであろう。

一方、Ｓタイプの母親の下で育った子は、思春期になって大きな精神的な問題を抱えが

ちである。拒食症（摂食障害）や不登校・家庭内暴力などで、大量服薬（ＯＤ）などの自殺未遂も目立つ。子の思春期問題がもっとも多いタイプである。思春期問題については、第三章で詳しく触れる。

三番目のＤタイプの母親の下で育った人は、小さい頃から長く心のストレスを抱えている。そのため、人生の全期間にわたって様々な精神症状を現すようだ。たとえば、幼児期から小学生の頃は反応性愛着障害になり、チックや抜毛、夜尿症もあり、あるいは診断が付かないまま「発達障害」と誤解されることもある。思春期に到るとひどいケースでは離人症、解離性障害、摂食障害などの様々な神経症症状をみせる。成人してからも生きにくさを抱え続け、うつ病（反復性うつ病・燃え尽き症候群）やパニック障害などで精神科のクリニックを訪れる。

著書で「子ども虐待」問題について触れることがあるため、私のクリニックはＤタイプの母親に育てられた人の相談が特に多いと思う。しかし、一般の精神科クリニックでも割合は異なっていても、相談に来るクライアントの母親のタイプは、Ａタイプは少なく、Ｓタイプ、Ｄタイプが多いのではないだろうか。

精神医学や心理学の専門家ではない多くの読者にとって、ここにあげる三つのタイプの母親のうち、Aタイプ以外は、これまで知らなかった新しい概念の母親ではないだろうか。しかし、その一方で、実際の日常生活ではSタイプの母親やDタイプの母親にどこかで出会っているはずでもある。これから提示する模擬事例などを通じてこれらの概念を理解していくと、「ああ、そう言えば!……」と思い当たる節が出てきて、これまでの経験とつながってくると思う。

（3）息子の不登校問題が起きた時
――母親のタイプ別の反応を比較する〈模擬事例2〉

†高校二年生の息子の不登校問題

これから、高校二年生の不登校の事例〈模擬事例2〉を紹介しながら話を進めていく。息子が不登校になった場合、三つのタイプの母親は、それぞれ息子の不登校をどう理解し、どんな反応を見せ、どんな対処をしていくであろうか。

簡単に述べると、

1　Aタイプの成人期の母親は、「自分の子育てが間違っていたか」と自分を責め、反省し、何とか息子を助けようと手を尽くす。

2　Sタイプの親として未熟な母親は、「登校するか否かは、最後は本人の問題だ」と考え、学校や専門家に解決を委ねようとする。

3　Dタイプの障害のある母親は、不登校という問題そのものに無関心である。

以下、具体的にそれぞれのタイプの母親の反応を追っていこう。その際に、三タイプの母親を見分けるために次のような点を念頭に事例を読んでほしい。母親タイプの見分け方のポイントは二つだ。

第一は、息子の不登校の現状を相談者（カウンセラー）にきちんと説明できているか、否か。

第二は、息子が不登校になってしまったことについて、「親の責任」を自覚しているか、否か。

〈模擬事例2〉の背景は、次の通りである。

あるカウンセリングルームに、息子の不登校問題で母親が相談に訪れる。そこでカウンセラーと母親との会話が始まる。登場する息子は、本来は高校二年生になっているはずの長男である。彼は、一年近く不登校で自室に引きこもっている。家族構成は夫と子ども二人の四人家族。夫は四七歳、会社員。相談に来た母親は四五歳、パートの仕事をしている。

図1　模擬事例2の家族図

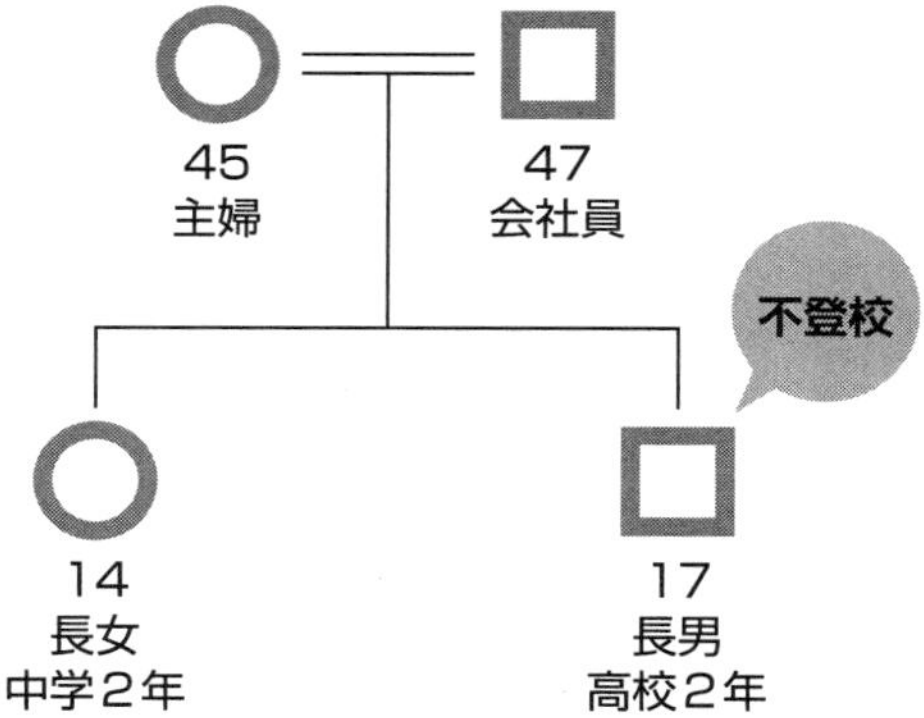

長男が一七歳で不登校、長女は一四歳の中学二年生で快活で明るい性格、きちんと登校している。

〔図1〕に、〈模擬事例2〉の家族図を示す。

†Aタイプの母親は自分の子育てを反省する

以下、相談に来た母親とカウンセラーとの会話を示す。それぞれの発言には、順に番号を付した。

カウンセラー（1）　こんにちは、初めまして。カウンセラーのTです。今日は、どんなことで相談にいらっしゃいましたか？

母親（1）　実は、①息子が学校に行けていないのです。去年、高校一年生の夏休み明けから休みが多くなって、秋の文化祭が終わる頃からまったく登校できなくなりました。今は本当なら二年生なのですが……。学校の先生に相談して、スクールカウンセラーを紹介されました。助言をいただいて、いろいろ息子に話しかけてみたり、少し黙って様子を見てみたりしているのですが、なかなか反応がなくて、私が話しかけると、プイッとして自分の部屋に入ってしまいます。昼間は部屋から出てこないし、寝ているようです。夜、起き出してパソコンでゲームやっているのか、時々、誰かと話している声が聞こえます……。（略）

カウンセラー（2）　お母さんとしては、どうして息子さんが引きこもってしまったのか、何か原因として思い当たることはありますか？

母親（2）　学校でいじめられたとかは聞いていないし、それはないと思います。小さい頃からあまり自分の気持ちを言わない子でした。私は、②きちんと育てないといけないという思いが強くて……それで、私が期待して、息子ががんばっているから、この子は大丈夫と思って、あまり息子の話を聞かないで引っ張ってしまったかもしれません。③私の育て方が悪かったのか……。（略）

Aタイプの母親の発言内容を、分析してみよう。

「実は、息子が学校に行けていないのです」で始まる「母親（1）」の発言は、カウンセラーに相談内容と現在の状況を説明している部分である。息子が高校二年、一年近く不登校、親と口を聞かない、これまでスクールカウンセラーに相談してきた、などの経過がきちんと伝えられている。ごく「普通の」説明であるが、普通とは、1．質問内容を理解し、正確な返答をしている、2．さらに、今後、相談を進めて行くために必要な情報、現在までの経過と状況を時系列に沿ってカウンセラーに伝えている、3．発言の中で選ばれた事象、説明に要する言葉数も適切である、ということである。

これらを確かめて、まず最初の判断が可能である。つまり、母親はAタイプか、Sタイプであり、Dタイプではない。なぜなら、Dタイプの母親は、後ほど示すように質問に対して返答の内容がずれてしまったり、時系列に沿った客観的な説明ができなかったりするからである。

ついで、「お母さんとしては、どうして息子さんが引きこもってしまったのか……」というカウンセラーの質問に母親が答えている「母親（2）」の発言がある。その内容を聞いて判断すべきことは、「親が自分の子育てに責任を感じているかどうか」である。この母親は、発言の中で傍線②、③の部分、「きちんと育てないといけないという思いが強くて」と、「私の育て方が悪かったのか……」という二つの箇所でその気持ちを述べている。不登校は子育ての失敗と思う親の責任感、親の自責感がきちんと述べられている。これが「成人期の普通の」母親である。この母親は、Aタイプの母親と判断できる。

†Sタイプの母親は子の自己責任と割り切る

模擬事例の二つ目は、Sタイプの母親である。家族背景や相談場面の設定は一つ目とまったく同じである。

カウンセラー（1）　こんにちは、初めまして。カウンセラーのTです。今日は、どんなことで相談にいらっしゃいましたか？

母親（1）　実は、①息子が学校に行かないのです。去年、高校一年生の夏休み明けから休みが多くなって、秋の文化祭が終わる頃からまったく登校しなくなりました。今は本当なら二年生なのですが……。学校の先生に相談してスクールカウンセラーを紹介されました。助言をいただいて、いろいろ息子に話しかけてみたり、少し黙って様子を見てみたりしているのですが、なかなか反応がなくて、私が話しかけると、プイッとして自分の部屋に入ってしまいます。昼間は部屋から出てこないし、寝ているようです。夜、起き出してパソコンでゲームやっているのか、時々、誰かと話している声が聞こえます……。（略）

カウンセラー（2） お母さんとしては、どうして息子さんが引きこもってしまったのか、何か原因として思い当たることはありますか？

母親（2） 学校でいじめられたのか、それが原因なのか。②担任の先生が頼りになりません。あるいは、息子の性格で、③弱い子なのかと思います。がんばれなくなった。うつ病かもしれないとスクールカウンセラーの先生に言われて、病院に行くように言ったのですが、息子は行きませんでした。アドバイスに従ってできることはやってきたので、あとは④息子自身が自分で決めないといけない、息子の人生の問題だから自分の責任でやってほしいと思いますが、⑤私は、どう対処したらいいでしょうか……。（略）

（最後は対処法を教えて下さい、という感じでカウンセラーに答えを迫ってくる感じがある）

「実は、息子が学校に行かないのです」で始まる「母親（1）」の発言はタイプAの母親と同様に、1．質問内容を理解し、2．状況を時系列に沿って伝え、3．選ばれた事象、言葉数も適切である。ここで母親はAタイプか、Sタイプであると判断する。

〈事例2-A〉と〈事例2-S〉との違いは、カウンセラーの次の質問で明らかとなる。「どうして息子さんが引きこもってしまったのか……」との質問に、母親が答えている内容である。息子の不登校の原因を推測して答えているが、しかし、その中に親としての責任感、子育ての失敗があったかもしれないという自責感は見られない。傍線部③、④の発言に見られるように、子どもの挫折・不登校は基本的に子どもの責任あるいは学校の責任（傍線②）と考えている。そして、傍線部⑤では解決策をカウンセラーに頼っている、ある意味では責任のがれとも読める部分である。

そう読んでくると、傍線①がAタイプとは違う。Aタイプは相談の最初に「息子が学校に行けていないのです」と、息子の心によりそった発言から始まったが、Sタイプは「息子が学校に行かないのです」と突き放した言い方になっている。

これが、Sタイプの母親の特徴である。

Aタイプの母親（親としての責任を持つ）とSタイプの母親（親として未熟）の違いを、

さらに別のエピソードで比較してみる。

ある日の午後四時頃、母親は趣味のパッチワークをしている。その時、小学三年生の娘が学校から帰宅した。娘は「ああ、ママ、疲れちゃったよー」と言って、甘えてきた。

こんな時にAタイプの母とSタイプの母では、まったく違う反応を見せる。

Aタイプ「あらあら、どうしたの？　本当に疲れた顔して、理香ちゃん、何があったのかしら？」と言いながら、娘がランドセルを下ろすのを手伝う。甘えてきた娘の気持ちに共感的に応答している。それから、母親は再び手芸を始める。その横に娘は座って、「ママね、学校でね……」と話し出す。

Sタイプ「そう、疲れたの？」と言って針を持つ手を休めることもなく、ランドセルを下ろそうとしている娘を横目で見ているだけである。娘はちょっとがっかりしてしまう。会話は続かない。

Aタイプの母親は甘えてくる娘の気持ちを受け止めている、Sタイプは娘の気持ちはわかるが、受け止めようとしない。趣味の手を止め、子どもの甘えを受け入れる母親と、目の前の自分の好きなことを優先する母親との違いである。

Aタイプの母親は、「母親が上、娘は下で、親は子を保護しないといけない、その責任がある」という親子の上下関係を自覚している。一方、Sタイプの母親は、「母と子が対等で、それぞれの責任でやっていくのよ」という態度、上下ではなく横の関係、友だち関係に近い。

†Dタイプの母親は子の不登校に無関心

さて、息子の不登校問題に戻って、三つ目の事例はDタイプの母親である。

カウンセラー（1）　こんにちは、初めまして。カウンセラーのTです。今日は、どんなことで相談にいらっしゃいましたか？

母親（1）　ええ、スクールカウンセラーの先生に紹介されて来ました。①息子が不登校なんです。どうしたらいいのかと、姉から学校の先生に相談しないといけないと言われて、先生に聞いて、スクールカウンセラーさんと相談して、来ました。ずっと学校に行っていないのです。「ちゃんと行きなさい」と言うと物を投げてきたり、大声で私に文句を言ってきたりします。どうしたらいいのでしょうか。②夫は毎日、帰りが遅くて、夕食の用意をしているのですが、いつ帰ってくるのかわからなくて、結婚してからずっとそうです。でも、ちゃんと用意しておかないと怒りだして、ひどいです。私が何か話すと怒るんです（しばらく夫への愚痴が続く）。息子もいつ食べるのか、わからないし、どうしたらいいでしょうか……。妹は中学生で、ちゃんと行っています。（略）

カウンセラー（2）　お母さんとしては、どうして息子さんが引きこもってしまったのか、何か原因として思い当たることはありますか？

母親（2）　どうしてでしょう、学校行かないで、テレビ見ているのか、ゲームしているのか。③わかりません。どうしたらいいでしょうか。やっぱり、いじめがあったのでしょうか。学校の先生に聞いてみたほうがいいでしょうか……。姉からも先生からもいろいろ言われて、私、困っちゃいます……。（略）

「息子が不登校なんです」で始まる「母親（1）」の発言は、Aタイプ、Sタイプの母親とはまったく異なる様相を見せる。

すなわち、1．カウンセラーの質問に対して、不登校の相談に来たとは答えているが、自分がどんな立場で相談に来たかは自覚しておらず、ただ姉やスクールカウンセラーに「言われたから来た」というポジションである。さらに、2．今後、相談を進めて行くために必要な情報、現在までの経過と状況を時系列に沿ってカウンセラーに伝えることができない。相手の立場と自分の立場とを考えて、何を相手に伝えるべきかの判断ができないのである。3．この発言の中で選ばれた事象は、カウンセラーの質問とずれている。いきなり、帰宅が遅く文句ばかりの夫への愚痴に逸脱し（傍線②）、不必要な情報が続く。

カウンセラーの二つ目の質問、「お母さんとしては、どうして息子さんが引きこもってしまったのか……」に対する母親の発言を見ると、この質問を母親は理解していないようだ。すなわち、カウンセラーの質問には息子さんの不登校には何か心理的な理由、原因があるのでは？　という意味が込められているが、それを理解していない。母親は心理的な因果関係（＝理由）を考えられないのである。「わかりません」（傍線③）と言うのみである。また、相談をする母親としての責任は感じられず、「私、困っちゃいます……」で終わっている。

社会常識から考えると、まったく脈絡のない発言だと言っていいかもしれない。しかし、詳しく読むと、このDタイプの母親なりの「筋」も見えてくる。つまり、息子のことで周りからいろいろ言われて面倒になっている、姉からもそのことで批判されている、夫からもいつも食事のことなどで文句を言われている、「周りのみんなからダメだ、ダメだと言われているので、嫌になっちゃう」という「一貫性」である。

こういうDタイプの母親を「幼稚で、子どもっぽく、親（あるいは成人）としての責任が乏しく、社会的な常識に欠け、自分中心で、相手の立場を考えない」と、表現していいであろう。おそらく、家事（掃除・洗濯・料理）も十分にはこなせていない可能性が高い。

母親は四五歳であるから、同年代の女性と比べて明らかに未熟である。これらをもう少し精神医学的に表現すると、次のようになる。

彼女には「個人の自立や社会的責任において、発達的および社会文化的な水準を満たすことができなくなるという適応機能の欠陥」がある。これは「家庭、学校、職場、および地域社会といった多岐にわたる環境において、コミュニケーション、社会参加、および自立した生活といった複数の日常生活における機能を限定する」。そして、特に社会的領域の欠陥は「同年代に比べて、対人的相互反応において未熟である。……（略）コミュニケーション、会話、および言語は年齢相応に期待されるよりも固定化されているか、未熟である」

括弧内の引用は、精神医学で世界共通の診断基準として用いられている『精神疾患の診断・統計マニュアル・第5版』（DSM-5：Diagnostic and Statistical Manual of Mental

Disorders 5th Edition）からである。診断名は「軽度知的能力障害」（Mild Intellectual Disability）である。

「軽度」知的能力障害の場合は、自立した社会生活を一応は送ることができるし、家事もなんとかこなせている。しかし、子育てや親としての機能では、対人理解の「欠陥」が明らかとなってしまう。

もし、この母親が先のようにパッチワークに夢中になっている時に子どもに話しかけられたら、どう反応するであろうか。「疲れちゃったよー」と甘えようとした子どもは無視されるか、「うるさいわね！」と叱られるのではないだろうか。

†不登校・引きこもりの相談の現場から見た母親タイプの統計

私は約五年にわたり、都内のある保健センターで不登校・引きこもりの相談と、そういった子を持つ母親のグループカウンセリングを行っていた。その窓口は区内六カ所にある各保健センターにあって、引きこもり・不登校の相談にきた母親のうち、保健師が継続的な相談が必要だと判断した人が私のところに紹介されてくる。二〇一二年四月から二〇一四年一〇月の間に相談を受けた母親のうち、情報収集と個別面接に十分な時間を取ることができた連続二六例を分析すると、次のようになる。

母親のタイプを分類すると、Dタイプが五〇パーセント、Sタイプの母親が二七パーセント、Aタイプの母親が二三パーセントであった。分布は、D＞S＞Aとなり、母親機能の健全さと反比例している。

子どもの回復（登校を再開した、もしくは自宅以外での社会的な活動ができるようになった）は、Aタイプの母親の場合がもっとも早く、数回のグループカウンセリング（一部は個別カウンセリングを並行して実施）で子とのコミュニケーションを回復して、子の行動に変化が出てくる。ついでSタイプの場合の回復が起こる。一方、Dタイプでは回復までには長い時間がかかる。すなわち、治療に対する反応性はA＞S＞Dとなる。

（4）母親のタイプによって、子の心理発達が制限を受ける

健全な母性機能は、子の心理発達に不可欠である。母性機能（親機能）に問題がある親に育てられると、子どもは心理発達につまずくことが多い。

人は生まれて、この世で豊かな人生を送るために心理的な発達を遂げていく。人生には小さな発達の節目がいくつかあり、その都度、発達の問題をクリアしていかないとならないが、その中でもっとも大きな心理発達の関門は二つである。

第一は、出生して二歳くらいまでに母親（か、それに代わる一人の養育者）と健全な愛着関係を作れるかということ。

そして第二は、二〇歳くらいまでに反抗期（思春期）を成就できるかである。反抗期についてはあらためて説明するが、ともあれ、この二つの発達関門を無事通過できるかは、母親の母性機能に大きく左右される。

図2 子の心理発達の2つの関門

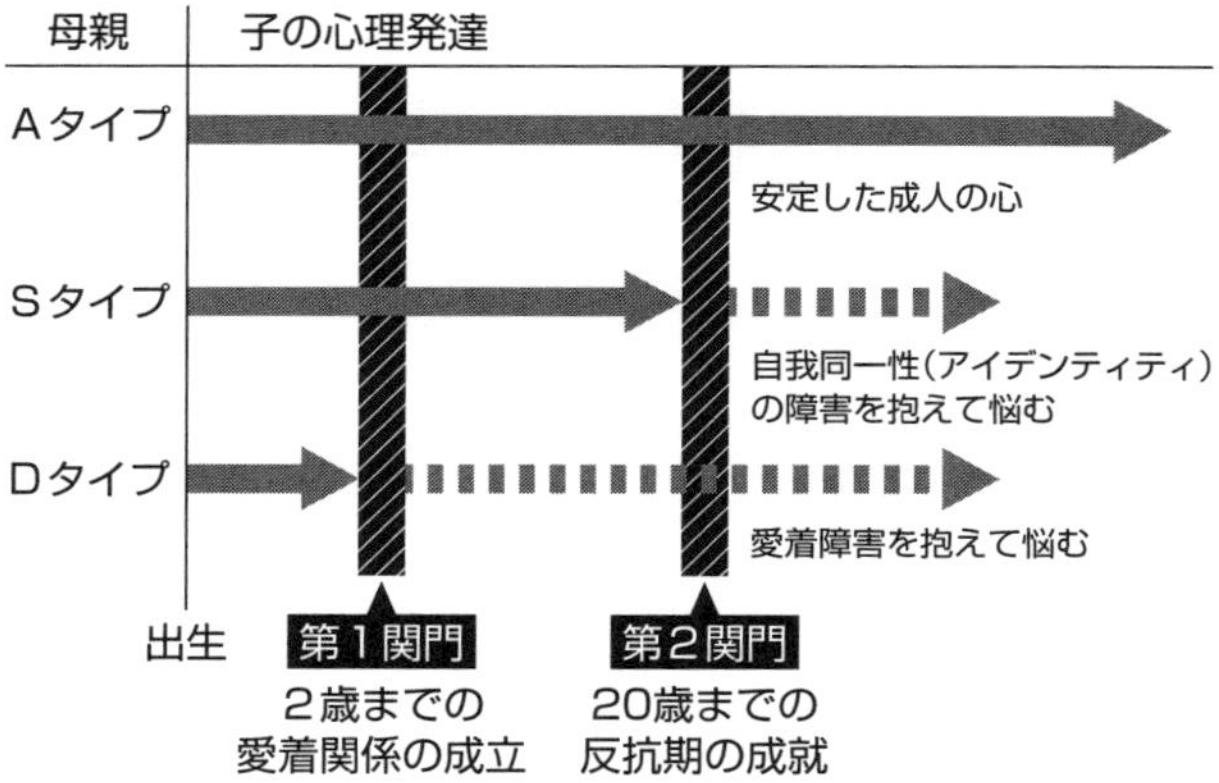

その関係を示したのが、[図2]である。

Aタイプの母親(親の責任を持つ)に育てられた子は、多くの場合、大きな困難を抱えることなく二つの関門を通過できる。

Sタイプの母親(親として未熟)に育てられた子は、最初の関門を通過して愛着関係を作ることができるが、反抗期(思春期)でつまずくことが多い。

Dタイプの母親(対人理解に障害)に育てられた子は、最初の関門を通過できず、愛着障害を抱えながら、反抗期を知らずに、そのまま人生を送ることが多い。

次の第三章から、各タイプの母親と子の問題について詳しく述べていく。

第三章

母性豊かで標準的な、Aタイプの母親

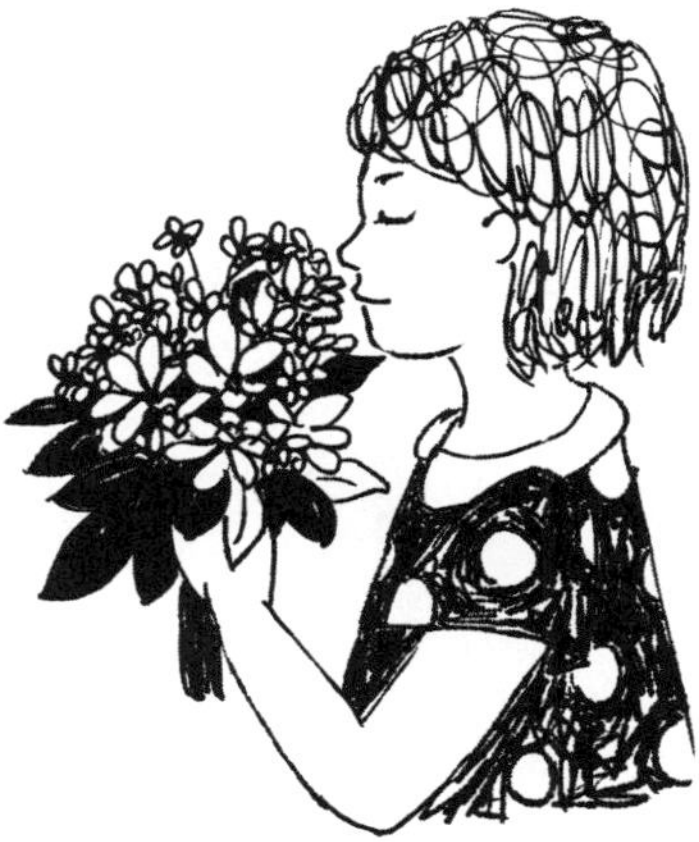

第三章では、Ａタイプの「標準的な母親」に育てられた子がどのようにして「正常範囲内の」心理発達を遂げていくかを、段階を追って説明していく。

本書では、心理発達の正常と不全の境界として、①愛着障害があるか否か、と②思春期を越えて成人期の心理発達を遂げたか否か、に注目している。

九割の母親がＡタイプの母親であると、述べた。したがって、九割の子どもがＡタイプの母親に育てられた子どもである。ほとんどの子は普通に成長して、ごくありふれた反抗期（思春期）を通過し、そして、大人になっていく。彼らの心理発達は順調である。まれではあるが、もし、彼らに心理的な問題が起こるとすれば、思春期（反抗期）の成就に関してである。つまり思春期を乗り越えて、親と対等になれるか否かで、混乱をきたすことがある。

(1) 心理発達の八段階——エリクソンのモデル

心理発達過程で、思春期が最も激しい変化の時期、大きなステップになると説いたのは、アメリカの発達心理学者、精神分析家のエリクソンである。自我同一性の確立、アイデンティティ・クライシスなどの用語を使って、彼は子どもから大人への心の発達課題を提示した。その背景にあるのが、心理発達の八段階説である。つまり、彼は、人は生まれてから死ぬまで八段階の心理的な発達を遂げ、その中で最大の課題が思春期(青年期)のアイデンティティの確立であるとした。

エリクソンの八つの心理発達を、[表2]に示す。その最初の段階は「乳児期」で、子はそこで母親との交流の中から「基本的信頼」というものを獲得する。基本的信頼とは、他人を頼りにできて、かつ自分を信じられるという心である。そして、それを獲得できるか否かは、母親の豊かな応答性が決定的であるとした。

表2　エリクソンの発達段階との比較

エリクソンの心理社会的発達		本書の簡易４段階	
初期条件：基本的信頼		初期条件：愛着関係の成立	
８段階	発達課題	４段階	親からの自立度
1. 乳児期	基本的信頼	1. 乳幼児期	母親と心も体もいつも一緒
2. 幼児期	自律性		
3. 遊戯期	自主性	2. 学童期	母親と別々の行動、自分の興味で動ける。でも、心は母親と一緒
4. 学童期	勤勉性		
5. 青年期	自我同一性	3. 思春期＝反抗期／移行期	
6. 初期成人期	親密性	4. 成人期	心身ともに（母）親から独立し、社会的責任を負う成人になる＝子や後輩に対して責任を負う立場を確立
7. 成人期	生殖性		
8. 成熟期	統合		

初期条件の成立

初期条件の成立

「乳児期」が人生全体の心理発達のスタート地点であり、そこで獲得される「基本的信頼」が以後の七つの発達を遂げていくための初期条件である。初期条件というのは、あるシステムが始まる時の最初の条件、それを定めなければそれ以後のシステムの自律的な展開、発展が起こらないという条件である。

エリクソンは、子が「基本的信頼」の取り入れに失敗すると、自分も他者も信頼できず、それ以後の人生で他人と安定した相互関係を築くことができなくなるとした。

「基本的信頼の獲得」は、ボウルビィの「愛着関係の成立」とほぼ同じ内容と考えていいだろう。ともに心理発達の初期条件である。

基本的信頼を獲得した子は、以後、七つの

発達段階を進んで行くが、各段階に「発達課題」というものがある。これは次の段階に入るための関門、試験みたいなものだ。たとえば、乳児期に「基本的信頼」を獲得した子は、「自律性」を獲得して、幼児期に入る。自律性というのは何でもかんでも母親の保護下においてだっこされていた赤ちゃんが、自分の力（自分の筋肉）で動き出すことである。

これから心理発達について考えていく際に、本書では段階をもう少し大まかに四段階に分けて話を進めていく。本書の四段階は、1．乳幼児期、2．学童期、3．思春期、4．成人期である。エリクソンの八段階との対応を［表2］に示す。

(2)正常な心理発達とは、どういうものか

以下、Aタイプの愛着豊かな母親のもとで育った子どもの心理発達を順に追っていく。ほとんどの読者は以下の段階をたどり、現在は成人期の心の状態に達していると思われる。

†乳幼児期:母親に思いきり甘えて安心・愛着をもらう

乳幼児期では子どもは母親から人生の最も大切なもの、「愛着」や「基本的信頼」をもらう。これらができあがる土台は、母親との共感である。

美味しいね、寒いね、うれしいね、痛いね、とことあるごとに母親は子どもに声をかける。子は自分の気持ちを母親に代弁、確認してもらって自分を知る。

「そうだ僕(私)は、これが美味しいんだ」、「そうだ、僕(私)は、寒いんだ」と自分の

感覚、感情を認めてもらい、自分に自信を持つ。認めてくれた母親への信頼・安心と、同時に、感じた自分への自信・安心が、何度も何度も繰り返され、豊かな愛着関係ができ上がる。

母親はこの世で出会う最初の人である。そこからもらった愛着(基本的信頼)は、自然と母親以外の大人たちへ、さらに社会に広がっていく。

子どもは、幼稚園や保育園に上がった時にそこの大人たち、つまり先生や保育士たちを容易に信頼する。朝、お母さんと別れるときは泣いてしまっても、園が始まれば、先生に愛着を向けて、安心して遊ぶ。先生から「○○ちゃーん」と名前を呼ばれれば、「はーい」と元気よく答えて先生に駆け寄って行くであろう。「さあ、みんなでお庭に出ましょう」と言われれば、うれしそうに外に飛び出す。人に安心をもち、先生を信頼し、園が「安全な場」だと感じているからである。

†学童期:母親から離れて一人で行動できるようになる

「学童期」という名称から、小学生になってからの心理発達を連想するかもしれないが、これはだいたい三〜四歳くらいから始まる発達段階である。

学童期に入る関門、発達課題は、①人生最初の自己主張ができること（エリクソンの自律性から自主性の段階）、②母親から離れて一人で社会の中で行動できること（エリクソンの勤勉性）である。

①人生最初の自己主張はイヤイヤ期で発揮する

自己主張とは、自分は他人とは違うという主張である。子どもにとって最初の他人は母親であるから、最初の自己主張は、僕（私）はお母さんとは違うという主張になる。

この「自己主張ができる」という発達課題をクリアするために、子はイヤイヤ期を経験する。イヤイヤ期は第一反抗期とも言う。生まれて初めて、母親に反抗するのだ。子どもがこの世でもっとも大切な母親に反抗できる、ということは、反抗してもお母さんは自分を見捨てない、と信じているからだ。母親との愛着関係が確立されている＝基本的信頼ができていることが前提である。

母親に気持ちを理解してもらって（愛着）、子はそれを土台に自己主張をする。ということは、土台のない子＝愛着障害を生じた子にはイヤイヤ期は見られない。

イヤイヤ期は、親の側から見れば、いちいちことあるごとに子どもが反対のことをする、やりなさいと言えば、やらない、やらなくてもいいと言えば、やる。子どもの側から見れば、僕は自分でできる、私は自分でやるよと、「自分でやりたがる」、「うまくやり遂げたがる」ことであり、母親の力を借りなくても「自分の力を確かめたいんだ」という自立性の獲得につながっていく行為である。

「僕はハンバーグが好き!」と自信を持って自己主張できるのは、母親から「お前はハンバーグが好きだね」と言ってもらえた経験(愛着関係)があり、また「好きだけど、今は食べない」と言えたからである。それが、幼稚園に行って「僕はこうだよ!」という友だちの間での自己主張につながっていく。

母親との愛着→母親に自分を認めてもらう→母親の前で自己主張ができる→友だちに自己主張ができる→対等な友だち関係を築ける→対等な対人関係が安定する=社会人として安定、と心は発達する。

②母親から離れて一人で社会の中で行動できる

子は「僕(私)が言うことをきかなくても、どんなことがあってもずっと母親は僕(私)のそばにいる!」という絶対の確信から、さらに「僕(私)は一人で自由に動ける」という自信ができあがる（安全基地をもって動き回る）。子どもは親を忘れて自由に遊び回り、友だちと交流できるようになる。様々なことに興味を示し、活発に活動する学童期に到る。昼間は活発に行動する子どもも、しかし、夜になると最後はやっぱり親の元に返り、「疲れたよー」と母親に甘える。

③楽しい学童期は一〇年続くが、心はまだ自由ではない

学童期は一〇年ほど続く。学童期は、一心二体。つまり身体的な行動の自由は獲得しているが、実は、この段階では心（生き方、価値観、社会観）はまだ親と一体である。心は親に縛られており、子は親の価値観の範囲から出ることはない。

何か問題に直面した時、子どもは「こういう時、親は何と言うだろう」と無意識に親から教わっている規範を思い浮かべる。つまり、親の価値観・生き方を常に参照（リファー＝refer）して生きているのだ。

この意味で、学童期では、親と子は安定した上下の関係を維持している。生きる指針は親が提示し、子はそれに従うという精神的な上下関係である。その代わり、親は子の人生に対して無限の責任を負っている。「何かあれば、親の責任」なのだ。

④イヤイヤ期がなかった子は友だちを作れない

心理発達の初期条件である、愛着関係＝基本的信頼を獲得できなかった子は、学童期の課題をクリアすることは難しい。

愛着を得られなかった子には、イヤイヤ期がない。静かな子、おとなしい子、自己主張しない子である。彼らは幼稚園・保育園の集団に溶け込めない。独りぼっちで園庭の隅で砂遊びをしていたり、先生に呼ばれても笑顔を返さなかったりする子になる。園庭で転んで怪我をしても痛がらない、泣かない、助けを求めない。そうして大人を避け、他人を避ける。反応性愛着障害（第五章で述べる）である。その行動があまりにも極端だと、発達障害を疑われることもある。

しかし、彼らは発達障害の子のように状況が読み取れなくて（＝空気が読めなくて）集団行動ができないのではない。状況は読んでいるが、恐くて人と一緒に動けないのである。

†思春期（第二反抗期）は子どもから大人になる人生最大の心のジャンプ

一般的に、心理発達に関する記述では、思春期を一つの発達段階としている。しかし、心理発達の本質を考えると、思春期は発達段階ではない。それは、単なる移行期だと言っていいだろう。

移行期というのは、ある発達段階から次の発達段階へと変化する時期のことである。ある段階で安定していた心理システムが次の段階に進むときには古いシステムが揺らぎ、その一部が解体し、その中から新しいシステムが構築される。それが移行期である。

安定した心理発達段階として区別できるのは、1．乳幼児期、2．学童期、4．成人期の三つである。

1．乳幼児期→2．学童期への移行期は「イヤイヤ期」（＝第一反抗期）である。しかし、これは短いので特に発達段階として言及されることは少ない。そして、2．学童期→4．成人期への移行期が思春期（第二反抗期）である。これは数年に及ぶことが普通で、長く、かつその特徴が目立つので、「思春期」と一つの発達段階のように扱われる。

この関係を図示すると、［図3］のようになる。

学童期から成人期への発達課題は親子の精神的な上下関係から抜け出して、心も親と対等になることである。学童期では昼間は親から離れて一人で活動しているが、夜は家に帰って親の元で一緒の時間を過ごす。思春期になると、夜、家に帰っても親と一緒ではなく

図3 心理発達段階と2つの反抗期

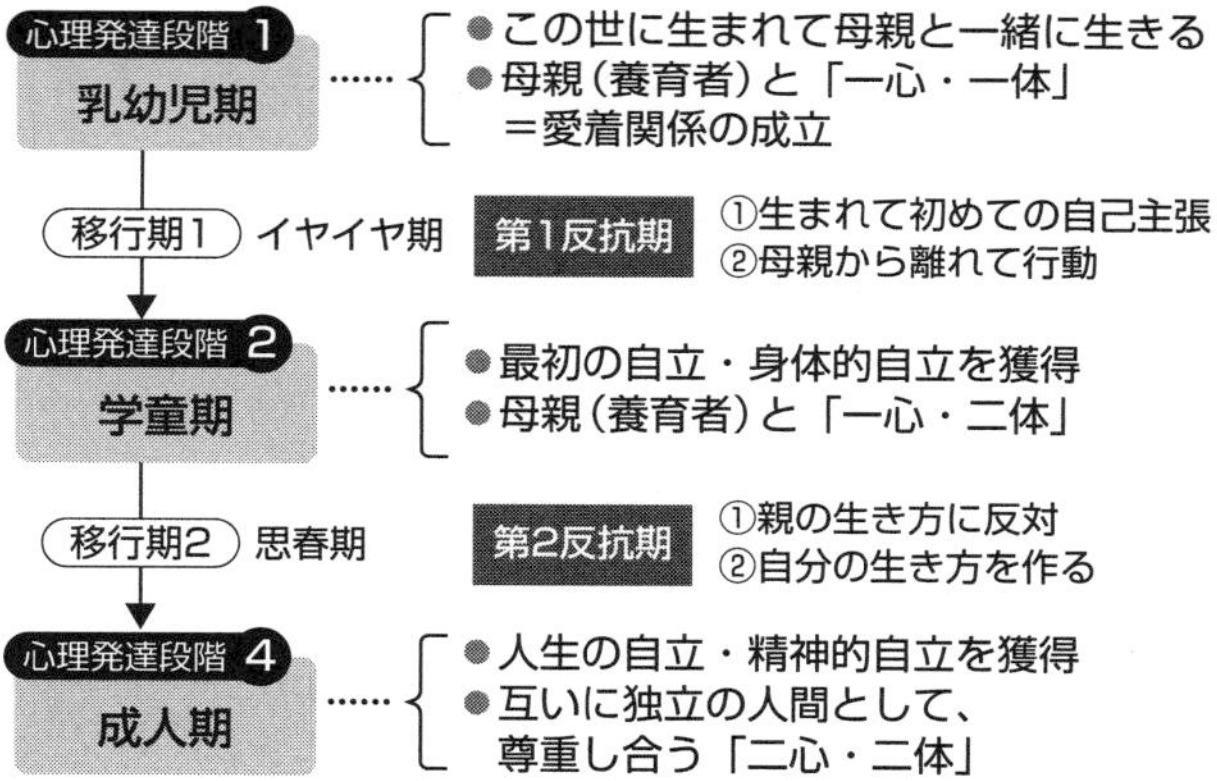

一人で過ごす時間が多くなる。二四時間の精神的な自立を目指すからである。しかし、精神的な自立、この課題は大きく、人生最大の山場である。それを乗り越えるためには長い時間が必要である。

①親から精神的に独立するには、一度、それまでの親子の精神的なつながりを断ち切らなければならない。親と子、保護するものと保護されるもの、導く者と導かれる者として、長年にわたり安定していた学童期の親子関係を破壊することが不可欠だ。それは、親にも子にも苦痛をもたらす。

②破壊の後に、独自の人生観を作り上げようとする。この時期、子は人生とは何か、生とは何か、なぜ自分は生きているのかと問い、

親に答えを求めるのではなく、自分一人でそれに立ち向かう。精神的な自立を獲得するために、孤独を味わい、哲学的な思索を深めるのである。

しかし、思春期について誤解されていることがある。

それは、思春期は、精神的に不安定な時期、混乱期、大変な時期だ（青年期危機説）という誤解である。特に、精神科や心理学の分野で「思春期問題」と言われるとそんな感じを受けてしまうし、「思春期外来」などという看板を見ると、一層その思いを強くするであろう。医療関係者や心理カウンセラーは病院で思春期の子どもの相談を受ける立場なので、いきおい思春期は問題が多い時期、と勘違いしてしまう。

思春期問題は確かにある。しかし、それで精神科やカウンセラーを訪れるのは、ごく少数の親子である。ほとんどの子ども（親子）は、思春期を無事に通過し、問題化することなく、数年で落ち着いていく。

問題化しない思春期：九〇パーセント以上

問題化する思春期　：数パーセント

と考えていいだろう。では、問題化しない思春期ではどんなふうに親子が対立し、解決へ向かっていくかというと、だいたいは次のように、である。

†「問題化しない」のが標準的な思春期

標準的な思春期（反抗期）は以下のように始まり、やがて終わる。

だいたい小学校高学年頃から、その兆候が出る。

それまで、学校でのでき事、友だちのことを逐一親に報告していた子が、学校から帰宅しても、あまりしゃべらなくなる。親にちょっとした秘密を持つようになる。小学校低学年では、日記を親と一緒に書いたり、自分で書いても親に見せたりしていたが、それを見せなくなる。日記は親と一体の日常を記載するものでなく、親にはあまり知られたくない自分一人の内面を記録するものに変化する。

中学生にもなると、学校のことと家庭のことは別のこと、あまり口出ししないでくれ、という態度が多くなり、帰宅してもそのまま自分の部屋に直行してしまう。

親は、そっけない子の態度に不満や寂しさを感じながらも、子の成長を認めていく。

子ども「うるさいな、（口出ししないで）放っておいてよ！」

親　「そう、わかったわよ、勝手にしなさい。知らないから！」

あるいは、

親　「えっ？　今、何か言った？」

子ども「別にぃー、独り言だよ……」

こんな会話が月に数回起こり、言い合いになることもあれば、互いにスルーしていくこともあり、食卓以外での親子の接触が少なくなる、そんな数年間が続いて、何となく終わっていく。

あるいは、少し問題を起こす場合もあるかもしれない。女の子が化粧をしたり帰宅が遅くなって親に叱られたり、男の子が隠れてお酒を飲んだり、繁華街をうろついたり、である。

いずれにせよ、時間が経つにつれて、親子は互いの距離を尊重しあうようになり、仲直りする。対立や反抗の結果は、気持ちとしては「痛み分け」である。その内容は、子から言えば、「まあ、うるさい親だったけど、親は親なりに苦労もしてきたんだな」であり、親から言えば「生意気なことを言っていたけど、まあ一理あるかもね、時代も違うし……」である。

これが、標準的な思春期であろう。

（3）思春期に問題が起こるのは、どんな場合か

精神科での思春期問題とは、親子関係のストレスから発症する摂食障害（拒食症と過食症）、不登校、引きこもり、家庭内暴力、薬物乱用（薬物依存）、非行などである。

思春期が問題化するのは数パーセントに過ぎない、と述べた。しかし、これは全体の割合であって、母親のタイプによって問題化の頻度（割合）は大きく異なる。

Aタイプの親とその子の場合：思春期が問題化することは、少ない。

Sタイプの親とその子の場合：思春期が問題化することが、多い。

Dタイプの親とその子の場合：思春期が問題化することは、あまり多くない。

思春期は、親からの精神的な独立を達成するための反抗期である。ということは、もともと親との一体の時期、①身体的にも精神的にも一体の時期＝乳幼児期と、②身体的には自由だが精神的には一体の時期＝学童期の二つの発達段階を経なければ、それからの自立

をめざす思春期もあり得ないわけだ。愛着関係が成立しているAタイプの母と子、Sタイプの母と子の場合、子どもが成長するにつれて、思春期が訪れ、子どもは親から精神的な独立を果たそうとする。

ところが、もともと乳幼児期に愛着関係が成立していなかったDタイプの母親と子の場合、子が中学生になっても高校生になっても、思春期は訪れない。彼らは、特に思春期が問題化するわけではなく、問題化は学童期でも成人期でも起こる。そういう意味で思春期問題は「あまり多くない」。

さて、Aタイプの母親の話に戻ろう。

述べたように、Aタイプの母親に育てられた子の思春期が「問題化」することは少ない。もし、思春期問題が発生したとすれば、その家族は何かとても大きな問題を抱えているはずである。多くの場合、母親が「人生の悲劇」と言ってもいいくらいの心的なストレスにさらされている。

そんな場合でも、しかし、母子の愛着は豊かに形成されているので、母のストレスが解き明かされれば、思春期問題は解決できる。

だから、思春期問題を抱えてクリニックに相談にきたAタイプの母親に対して、私はよく次のように伝える。

「お母さん、これは反抗期の問題ですね。よかったですね」と。

きょとんとしている母親を見ながら、私は続ける。

「反抗期があるということは、愛着関係ができ上がっているということで、それは、これまでお母さんが子どもをちゃんと育ててきた、ということです。もちろん、少しゆがんだ反抗期なのでそれを修正していきましょう。それが治療です。でも、心配ないです。解決します」

Aタイプの母親が抱えた子どもの思春期問題は、原因を特定し、それを母親が自覚すれば、ほどなく解決する。

原因は、「愛着関係は成立しているが、母親の抱えてきた精神的なストレスが大きすぎて、子どもに多くのがまんをさせた」ということである。

以下、模擬事例を紹介しながらこの問題を解いていこう。

†Aタイプの母親に、子の思春期問題が発生する原因は家族の重大ストレス

Aタイプの母とその子の思春期が問題化する経過を、［図4］に示した。まず、この図にそって説明し、同時に「問題化しない標準的な思春期」と比較して、共通の構造も解説していこう。

まず、乳幼児期では愛着関係が豊かに成立しており、母子一体の時間を過ごし、子どもは母親に甘え、安心をもらい、人を信頼している。

しかし、子育て中に、母親には継続して過大な精神的ストレスがかかっている。母親と一体で生きている子は、それを敏感に察知して、緊張を共有する。二、三歳くらいになると、子は母親を助けようと様々な工夫を始める。こうすれば母親が微笑む、こうすれば母親が喜ぶ……母親の不安を体感するからだ。

イヤイヤ期は正常に越えていくが、不完全燃焼であることも多い。

問題は、次の学童期である。

子どもは母親の不安と緊張を感じながら、がんばりの時期である学童期を作り上げる。母親を支えるために、積極的に行動する。母親に甘えたい気持ちをがまんする、困りごと

図4　Aタイプの母親に起こる子の思春期問題

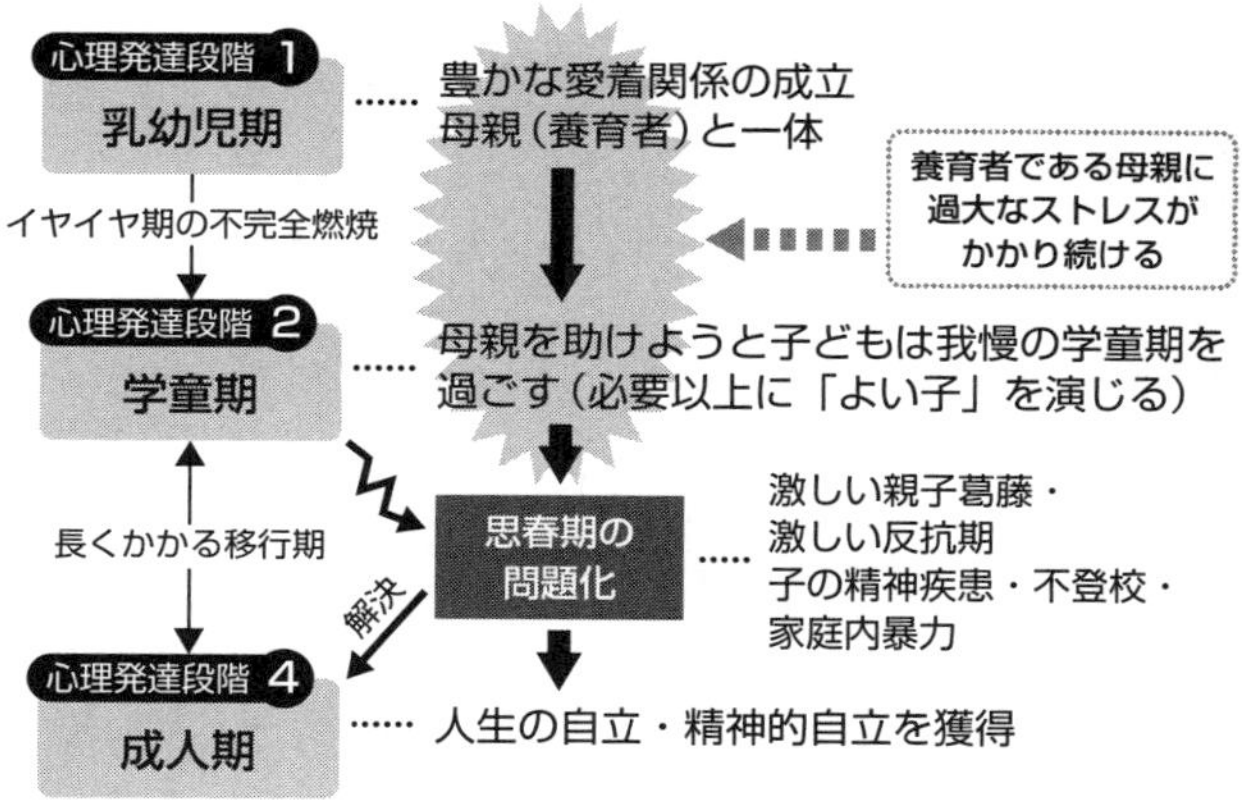

を持ち込まないようにする、わがままを言わないようにがまんする、自己主張しないようにする。さらに、母親を喜ばせる、おどけて和ませるなど、これらの自主規制を作り上げ、それを厳しく自分に課し、必要以上に「いい子」を演じて学童期を過ごす。

がまんが強すぎる学童期が、次の「問題化する思春期」を準備する。

がまんが積み重なった精神的ストレスが、思春期に到って顕在化する。

この時期には社会的な視野が広がり、自分の人生を考えるようになる。また第二次性徴から異性を意識して、これによっても自分が見えてくる。自分の行く先を考え、同年代の友だちの生き方と比較する。友だちは、目標を持って生き生きしているのに、僕（私）は何をしたらいいかわからない……どうして？と、自分の辛さをふり返る。その時に思春期の葛藤が吹きだしてくる。

†心を発達させる力が「葛藤」

葛藤は、古い発達段階の中から生まれ、やがてそれ自体を破壊し、新しい心理発達を作り出す力である。

その葛藤を定義すると、

「それまで信じてきた古い生き方αと、しかし、その枠内では収まりきれない新しい生き方βとの対立の中で、何とかαを維持しようとする苦しみである」

思春期の葛藤は、次のようである。

α：母親と一緒に自主規制を続けてきた学童期の生き方

〈母への同情〉お母さんは大変だった……。だから、もっとがまんするいい子でいよう。

β：もっと自由に生きていきたいと、精神的な自立を目指す成人期への生き方

〈母への怒り〉お母さん、ひどいじゃない。がまんしてきたのに、僕（私）の人生、うまくいかない！　これからどう生きていったらいいんだ。

αとβの二つの気持ちがぶつかり合うが、αとβは同じ力でぶつかり合っているのではない。αが圧倒的に強く、本人はαを守ろうとしている。しかし、抗しがたくβの気持ちが湧いてくる。

βは親への怒りとして表現される。しかし、その怒りはそれまでのαの生き方から見るとあってはならない怒り、許せない怒りである。子は親への怒りを持ってしまったことで自分を責め（自責感：自分への怒り）、αをなんとか維持しようとする。しかし、目の前の自分の人生をみるとβが再び押し寄せてくる。

葛藤の中で怒りは二重になる。自分への怒りと母親への怒りである。

これが、思春期、反抗期の共通の構造である。

αの自主規制は、「問題化しない思春期」でも共通に存在する。しかし、自主規制はそれほど強くないので、思春期の怒りも大きくはない。親と口をきかない、親を批判するなどの小さな爆発をさせながら過ぎていき、葛藤は解決され、子は成人期になる。

一方、問題化する思春期では、子の自主規制αが強固である。そのため、子は簡単にはαを解除できず、怒りも激しくなる。心理的な内圧はどんどん高まっていくが、しかし、爆発させることはできない。

†家族の重大ストレス——母親が抱えた「人生の悲劇」

Aタイプの母親に降りかかる過大なストレス・不幸・困難は、様々である。たとえば、次のようなものがある。

生育歴の問題：幼少時に虐待を受けていたり、実母の死亡などで養育環境が整わなかった

経済的な問題：夫の突然のリストラ・失職、実家の倒産、離婚して母子家庭、シングルマザー

家族の病気：夫の病気、自分の病気、子どもの難病や発達障害

嫁姑の問題：特に姑がDタイプの場合の嫁姑問題

夫の問題：DV（夫の夫婦間暴力）、夫の浪費、不倫問題

ただし、これらのうち、どれか一つのストレスだけでは子どもの思春期が問題化することは少ない。たとえば、夫の失職が起こったとしても夫婦で力を合わせて乗り越えていけるはずだからだ。子は他の家庭よりはがまんを強いられるが、家族のコミュニケーション

が豊かであれば、思春期問題は起こらない。「問題化する思春期」は、二つ以上の困難が母親に重なった場合である。ここにあげたのは、わかりやすい目に見える困難だが、本人も周りも気づいていないような心理的な過大な困難が重なっている場合も多い。

以上述べたことを、次に〈模擬事例3－A〉を示しながら、具体的に説明していこう。

†Aタイプの母親をもった娘の摂食障害はきれいに治る〈模擬事例3－A〉

〈模擬事例3－A〉の背景は、以下の通りである。

大学二年生の長女（春菜・二一歳）の摂食障害の相談で、母親がクリニックにやって来た。

母親は四六歳で主婦、パートの仕事を続けている。

父親は四七歳で会社員。一八歳の弟（晋）との四人家族である。

母親は、長女（春菜）のこれまでの経過を話し始めた。

娘は大学のサークルで、ボルダリングをやっている。二年生だが、大会で優勝するなど中心的なメンバーである。サークルが終わった後、毎晩、遅く帰宅する。家族が寝静まったダイニングで母親が作り置きした夕食を食べ、帰り道のコンビニで買ってきた菓子パンを三つ、四つ食べる。しかし、それだけでは足りず、さらに冷蔵庫の中を漁って、普通の大人の三食分くらいを平らげる。それから、トイレで食べた物を全部吐いて、長い時間シャワーを浴びてから寝る。いつも深夜二時くらいになる。

高校二年の時に「太ももと頬が丸いのが気になる」と言いだしてダイエットを始めた。当時、一六一センチで三五キロまで瘦せ、生理が止まった。婦人科を受診してホルモン剤を飲み、それから精神科を紹介されて拒食症（神経性無食欲症）と診断された。

高校三年の受験勉強の頃からは、拒食だけではなくて過食して吐くようになった（自己誘発性嘔吐である。拒食症から「食べ吐き」を繰り返す過食症＝神経性大食症へ変化したのである）。以来、過食嘔吐が現在まで続いている。

母親とぶつかりはじめたのは高校三年生の頃で、些細な言い合いから取っ組み合いのけんかになったり、家出して三日間帰ってこなかったりしたこともあった。

母親はこんな経過を落ち着いた口調で話し、一息入れた。一五分が経過していた。

この時点で、私は最初の判断を下す。母親は、Aタイプの母性豊かな母親である。そうならば、娘が拒食症になる理由は母子関係ではなく、他に何か深刻な家族問題があるはずだ。

最近の親子げんかの様子を私が尋ねると、母親は続けた。

大学に入ってから、居酒屋のバイトを二つかけ持ちでやっています。彼氏もできて、時々「今日はオール（ナイト）だよ」と言って帰宅しません。私がちょっとでも夜遊びを注意したりすると喰ってかかってくるので、最近は何も言わないようにしています。でも、本当は真面目な子で、「学費を出してもらっているのに、授業をサボっている……」とぽろりと漏らしたりします。

母親は「だったら、ちゃんと大学へ行ったら」と言いたくなるが、それは黙っていると言う。今は見守るしかないのかと思っている。

「お母さんに反抗するようになったのは、いつ頃からか」と私が質問する。

こんなふうにひどい言い合いが続くようになったのは、大学に入ってからですが、高校一年の時も反抗はありました。というか、娘は本当に変でした。何かのきっかけでいきなりけんかになって、そうすると顔が変わって「てめえ！　ふざけやがって！」と、ヤクザのような男の声になって怒鳴り出しました。それから数分して今度は「ママー、はるなちゃんね、ママ、大好きなの」と、幼児声になって甘えてきたんです。

「まったく別の人格のようだったですか？」と私が質問する。

ええ、そうです！

「男の声になった時のことを、娘さんは覚えていましたか？」

娘は「私、何かしていた？　ボーッとしていた？」と言っていました。覚えていないようでした。

どうやら解離性障害があったようだ。

春菜さんの人格の豹変と記憶喪失（健忘）について質問を続けると、さらにエピソードが出てきた。

自宅はマンションの七階、高校一年生の頃のある日、狂ったように「死ぬ、死ぬ」と言いだして、暴れてベランダから飛び降りようとしたんです。半身が乗り出したのを、やっと足だけつかんでもどしました。その時のことを娘は、頭の中で「殺せ！　殺せ！

死ね！　死ね！」と繰り返し罵倒されていたと言います。そういえば、娘は同じ頃、パソコンのキーボードを壊したのですが、「インターネットをやっていたら、訳がわからなくなって、気がついたら叩いていた」と言っていました。

†長女春菜さんの三つの精神症状

高校に入学するまで春菜さんはおとなしくて、学校でも家でも真面目な優等生だった。普通ならば中学生にもなれば反抗期が始まるのであるが、それはなく、学童期が続いていたと考えられる。

何か重大な「隠された」理由があって、春菜さんは親に反抗できなかった。春菜さんの思春期には、三つの精神症状が見られた。すなわち、

①高校一年生の頃に解離性障害が出て、まもなく消えた。
②高校二年生から拒食症になり、
③高校三年生から過食嘔吐に変化し、それは大学生の今も続いている。
生活は一応落ち着いているが、母親とぶつかり合っている。

†家族が抱えた二つの重大ストレス

春菜さんにがまんを強いた家族の事情、春菜さんが反抗できなかった理由、それは母親から自然に語られた。その家庭の困難は、二つあった。

一つは、弟の病気である。

「春菜さんは、きょうだいは?」との私の問いに、母親は答えた。

「三つ下の弟がいます。長男は小さい頃に小児白血病を患っていました。中学生くらいからは元気になりましたが、小学生の時に三回入院しました。私は春菜を連れて病院に通いました。小さいながら春菜は弟の看病を一緒にやってくれました……私が寝不足で疲れていると、春菜はそれがわかるんです。『お母さん、今はがんばらないといけないよね』と、つないでいる私の手を握ってくれたのを思い出します。」

母親は涙を浮かべた。

二つめの困難は、結婚から十数年間同居していた姑のことである。当時、二世帯住宅で、春菜さんたち四人家族が二階、義父母と義妹が三人で一階に住んでいた。

義母は、勝手に二階に上がって台所に入ってきました。孫にお昼ご飯を作ると言ってフライパンを使うのですが、それを洗わないのです。油が残ったままで……。使ったお皿も、油が付いたまま戸棚にしまってしまう。それを言うと、義母の反応がすさまじく、恐いほど怒鳴るのです。私は諦めて、結局、黙って洗い直していました。そういう時の料理は決まって冷凍の揚げ物で、春菜はがまんして食べていたようです。子どもたちが喜んで食べないと、「あんたの育て方が悪いからだ」と私がひどく責められました。夕方になると、毎日二時間くらいおしゃべりに来ます。お茶を飲んで、お菓子を食べて散らかして、そのままです。夫に言っても、「しようがないよ。ああいうお母さんなんだ」と逃げて……。長女が中学に入った頃、ようやく自分たちのマンションを買って別々に暮らすようになって、私たちはほっとしました。

詳しく義母の様子、言動、行動の特徴を聞き取ると、義母はDタイプに間違いなかった。私が、Dタイプの特徴である「未熟、幼い、人のことを考えずに自分中心の行動、気分屋で衝動的、情動コントロールができない、浪費する、料理の味付けが荒い、見え透いた嘘をつくことがある……」などと説明すると、「まったくその通りです。どうしてわかるんですか」とびっくりしていた。

弟の病気と姑の問題、この二つが重なって春菜さんの思春期は「問題化」した。

†問題化した思春期　三つの段階

①解離性障害

春菜さんの思春期、第一段階は解離性障害として始まった。

一般に、女の子は母親の生き方を学び、それを自分に取り入れて、母親と同じように生きようとする。同性同士、併走しようとするのだ。母親の緊張を肌で感じていた春菜さんは母親のがまんの生き方を取り入れ、自分にがまんを課した。小学校三年生の時にクラス内で女子グループから無視された。そのいじめを母には相談しなかった。母親が黙ってお皿を洗ったように、春菜さんも一人で乗り越えた。

自分は母親と同じように強くがんばれる子、母親に心配をかけない子、母親の期待にこたえる子だった。母親と手をつないで病院に通った人格は、春菜さんの「学童期」の人格である。春菜さんは幸せにがんばっていた。

しかし、思春期を迎えて「いい子」を続けるがまんは、彼女の精神的な成長と相容れないものとなっていく。いつまでもお母さんのお手伝いをしていたい学童期の心性と、自分はもっと成長して自我を拡大させたい思春期の心性とのぶつかり合いである。

普通は自然に母親への反抗心が芽生えてきて、学童期の心性を保ちながら思春期へと入っていく。しかし、春菜さんの学童期はあまりにも強いがまんの上にでき上がっていたので、その中に怒りを併存させる余地はなかった。

その異常ながまんの圧力が、高校一年で「解離性障害」として出現する。

解離性障害は、自分が自分であると思っている人格が保てなくなったときに発症する。春菜さんが自分だと思っている学童期の人格は、母に怒りを持ってはいけない。その人格が途切れて、別人格が代わりに怒りを爆発させる。それは男の人格だった。彼の怒りはがまんしている春菜さんを殺そうとし、親に買ってもらったコンピュータを壊した。

②拒食症

春菜さんの思春期、第二段階は、拒食症（神経性無食欲症）として出現した。

拒食は学童期を保ち、思春期への変化を拒否する行動である。

食欲は人のもっとも基本的な欲求だが、食欲を抑えること＝自分を抑えること＝自己の成長を抑えることである。思春期へと向かおうとする心の動きを止める＝学童期の維持になる。

解離性障害ではがまんは自覚されていない。一方、拒食症では、がまんを自分の意志として自覚的に行う。その違いは、自分の意志として行っていることである。もう人格が入れ替わることはない。彼女は一歩前進したのだ。

もちろんクライアントは、拒食症が自分の心理的発達を止める行動だとは自覚していない。彼女たちが自覚しているのは、多くの場合、「ダイエット」である。つまり、やせたい、きれいになりたいである。春菜さんのきっかけは「太ももと頰が丸いのが気になる」であり、拒食が続いたのは「食べない方が体が軽くて、気持ちよかった」からである。

拒食は、女性的な体になることを拒否する行動だとも言える。いつまでも母の「娘」でいたいと思い、母と対等の「女」になりたくないのだ。実際に極端にやせると、脳下垂体からのホルモンを介して二次性徴と生理が止まる（無月経）。

③過食症

春菜さんの思春期の第三段階は、過食症（神経性大食症）への変化である。

過食症は、拒食と過食を繰り返す病気である。それが高校三年生から大学にかけて始まった。

拒食は、母親に従って仲良くしていたいという学童期の維持である。一方、過食はそんながまんをしている自分への怒りの爆発である。これは、誰にでもある「やけ食い」の気持ちと同じだ。自分にイライラして、うっぷんばらしのやけ食いは怒りの表現である。

春菜さんの怒りは自分に対する怒りだけでなく、そういう生き方をさせた母親への怒りでもあるから、母親とのぶつかり合いが始まるのは過食症の発症時期と一致する。強いがまんが壊れ始め、反抗という形が取れるようになったのである。

母親に反抗し、夜遊びして授業をサボり、母親から取り入れた「がまんの価値観」に挑戦する。学童期と思春期心性のぶつかり合いが、ようやく現実の意識に上るようになった。内容は激しいが、この親子のぶつかり合いそのものは正常な反抗期である。

①解離性障害→②拒食症→③過食症というプロセスを経て、彼女は母親への怒りを表現する反抗期にたどり着いたのである。

（4）Aタイプの母と子の思春期問題の解決

†娘の治療は不要、母親の治療だけで完結する

原因が解明され、親がそれを理解すれば、Aタイプの母親が抱えた子どもの思春期問題の治療は進む。

模擬事例のようなケースでは本人の治療は不要で、母親だけの治療（精神療法・カウンセリング）で完結する。

治療の基本は、母親が自己理解を深めることである。つまり、自分が負ってきた困難を理解し、自分の人生を受け入れ、「大変な中、よくやってきたな」と思えるようになればよい。「自己受容」である。こうして母親の緊張は緩和され、不安は小さくなる。その変化は一緒に生きてきた娘に伝わり、子の緊張も和らぐ。

このケースの場合、一つ目の理解は、Dタイプの義母（軽度知的能力障害）との同居で家族全体に緊張が持続したこと、その緊張の矢面に立ったのが母親で、ついで、母親を支えるために春菜さんが自分を抑えてきたことだ。二つ目は長男の白血病の治療で、家族と母親に二重の緊張がかかり、春菜さんがさらにがまんした。そして、三つ目は、夫が嫁姑問題に向かい合おうとしなかったことだ。三つの問題のうち、決定的なのは義母問題（姑問題）である。長男の病気だけだったら、おそらく春菜さんの思春期は問題化しなかっただろう。

治療の終着点は、母親が自分と家族の「心理的な困難」を理解して、春菜さんに次のように伝えられることだ。すなわち、

「春菜、ありがとう。
あなたはお母さんのことをたくさん心配してくれて、支えてくれたね。
そして、春菜にはたくさんがまんさせちゃったね。ごめんね」

である。

これが伝われば、問題化した思春期、摂食障害はほどなく解決へと向かう。心の問題なので心で解決できるのである。自分の人生の困難を理解し、それを親の言葉として子に伝

える力をAタイプの母親は持っている。だから、治療は母親だけで完結するのである。

†娘から母への手紙

さて、上記の心理的な状況を母親が正確に理解し、それを娘の春菜さんに伝えていくためには、いくつかのステップが必要である。それに多少時間がかかる。これが治療の時間である。

カウンセリングが始まって三カ月が過ぎた頃、母親は報告した。

先生から、「もっと娘さんと一緒に過ごす時間を作りなさい、小さい頃の時間を取り戻すんですよ、まだ遅くないから」と言われて、やってみたんです……。

娘が拒食症の頃によく通っていた、近くのスポーツ・ジムに誘ってみました。

「春菜、お母さんも少し運動しようかな。春菜の行っているジムに連れて行ってよ」

「へぇー、お母さん、運動するの?」

「まあね。少しきれいになれるかなと思ってね」

「うっそー、今さら? 遅いよ!」と春菜はうれしそうに笑いました。

一緒にジムに行きました。

娘の動きを見ていて思いだしました。小さい頃から、運動神経がいい子だった。二人で汗を流して、それから帰りにビールを飲んだ。美味しかった。

またしばらくして、母親は娘に義母の問題を伝えた。

義母に障害があると先生から言われたこと、それを娘に伝えました。「お祖母ちゃんがおかしな人だったんだよ」と説明すると、春菜はしばらく考えていましたが、突然、号泣し始めました。それは数分間、止まりませんでした。それから私に抱きついてきたんです。「ああ、この子はわかっていたんだ、わかっていたんだ」と思って、私も涙があふれてきました。

母親のカウンセリングがもうすぐ一年になろうとしていた頃、いつの間にか春菜さんの過食嘔吐は少なくなっていた。

朝帰りは相変わらずですが、「お母さん、今日はオールだからね」という言葉が明るくなり、私も「ダメよ！　早く帰って来なさい」と言えるようになって、なぜか私、笑顔を返しているんです。

そんな頃のある日、母親が「娘が先生へ手紙を書いたから渡して、と言うんです」と言って封筒を差し出した。

「先生の許可があれば、私も読んでいいと言っていました」

私は手紙をざっと読んでから、お母さんと一緒にもう一度読み直した。

○○先生

いつも母がお世話になっています。ありがとうございます。

カウンセリングに通うようになってから、母はどんどん元気になっていきました。

……（略）

一年前、母が私の過食症のことで先生のところに通い出したのは知っていました。いずれ私にも声がかかると思っていました。今まではそうでしたから。でも、母は何も言ってきませんでした。そのうち、何か母が優しくなってきました……。

小学生の時、私が風邪をひいて寝ていた時、母はすごく心配して看病してくれました。とてもうれしかったです。その時、ずっと病気でいたいと思いました。でも、病気が治って「さあ、がんばらないといけない」と思いました。懐かしい思い出です。

あの時の私をつつみこんでくれた母が、今、います。

私が気を遣ってきたことを、「ありがとう」って母に言われました。いろいろ思い出しました。勉強だけはしてきました。そうすると、母が喜んでくれたからです。出してくれたご飯は残さず食べました。それは、母がうれしそうにするからでした。母が元気がない時、私はお手伝いをしました……。（略）

先日、「ごめんね」と母が言ってきました。うれしかったですが、でも、今はそっとしていてほしいと思いました。もう少し自分と会話をしてから、母と話をします。自分の病気のこと、家族のことを考えていたら、何が辛いのかわからなくなってきました。誰かが悪かったのではない。母も私も悪くなかった。そう思っています……。

お母さんが変わってきました。優しくなりました。うれしいです。

先生に感謝しています。

P.S

一〇年ぶりくらいですが、今年は母の日にカーネーションを贈ろうと思いつきました。いいアイディアだなと思いました。そして、小さい頃よく一緒に歌った歌を、母の前で歌おうと思います。

〇〇春菜

子は母親と自分の位置を確認して、生き方を選んでいく。母が苦労していれば、子もまた苦労する。苦労していない親はいない。だから、子どもも必ず親と同じ苦労を背負う。それが思春期に到り、親への反抗となる。ほとんどの家庭では、思春期は大きな問題を起こすことなく過ぎていく。しかし、母親の抱えた苦労が大きすぎると、それが子の心の負担として残り思春期が問題化する。

心の再調整をするために、母親は自分の人生を理解し直さなければならない。子が、Aタイプの母親に突きつける思春期問題である。

第四章

母子密着する未熟な、Sタイプの母親

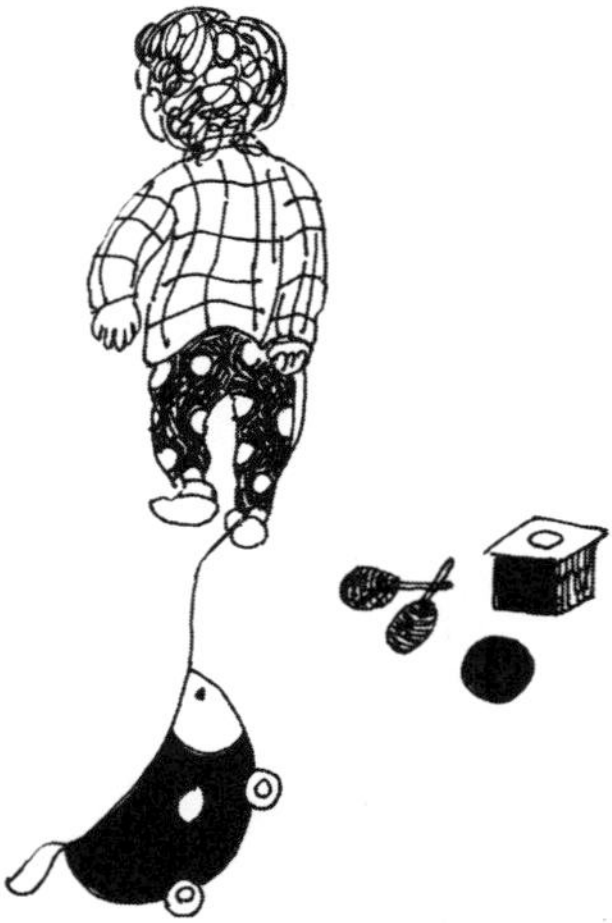

思春期（反抗期）を越えることは人生最大の発達課題だ、と述べた。九割の人はこの困難を乗り越えて、一個の独立した責任ある成人となる。

しかし、なかには思春期を成就しないままに大人になる人がいる。「反抗期がなかった」大人である。このような大人の母親を、本書ではSタイプの母親（親になりきれていない未熟な母親、Sub-adult、母親の約三パーセント）とした。

体つきはもちろん、しゃべり方や知識、社会的な地位は間違いなく大人なのに、心の持ち方だけは、思春期以前の心性の「学童期」という人である。私は「年齢・体は大人なのに心の持ち方は子ども」という意味で、Sタイプの人を「成人学童期」と呼ぶことがある。

Sタイプの母親＝「成人学童期」、この概念を理解するのは少し難しい。

同じ大人でも少し子どもっぽい人、対人関係の持ち方が未熟な人はいるであろう。逆に、小学生なのにませているとか、高校生なのにもう大人だ、と感じさせる人がいる。心理発達は人様々であるが、人が感じている「子どもっぽい」、「ませている」、「大人っぽい」というのは、同じ年代と比べてという前提がある。「小学生なのに」と言ったとき、私たちの心には小学生の平均的な心理発達が想定されているわけである。

では、「大人なのに」あの人は「ちょっと子どもだよね」と言った場合、大人の平均的な心理発達（成人のスタンダードの心）として、私たちは何を想定しているのであろうか。

成人の心理発達のスタンダードについて考察するために、少し回り道になるが、そもそも心理発達とは何か、を考えてみたい。

そのためにこれまで取り上げてきたエリクソンの心理発達理論とは別に、ピアジェの認知発達理論を取り上げて、二つを比較しながら話を進めていく。

（1）そもそも、なぜ人は心理発達をするのか

†なぜ人間には心理発達が必要なのか

なぜ、人間には心理発達が必要なのか？

それは、何よりも命をつないでいくために、である。

赤ちゃんは食べ物を母親からもらえるが、成人はそれを自分で（社会の中で）稼がないといけない。赤ちゃんは母親がいれば安心できるが、成人は自分で（社会の中で）自分の心を支えなければならない。①生命維持のために、②心を支えるために、心理発達が必要である。

①稼ぐ（生命維持）ためには、個体とその外界（物・他人・社会・世界・宇宙）との関係を正確に認識する必要があり、

②心を支えるためには、個体と外界との関係を安定させなければならない。

こうして、人は生きていくために自分と外界の関係を、低次の理解からより普遍的なものへ発達させていくのだ。

発達段階を踏んでいないと、個体と外界との関係が不安定になって、生存に危機的な事態が生じてしまうだろう。

†エリクソンの八段階説をふり返る

エリクソンの発達段階を、簡単にふり返っておこう。

彼は発達の指標として心理社会的な機能を用い、これを軸にして八つの発達段階を分けた。心理社会的な機能とは、社会や人間をどう理解し、その中で自分の心の持ち方、立ち位置をどう作り上げるか、である。冒頭に述べた言い方では、②心を支えるために、個体と外界との関係を安定させる、そのための機能である。

本書の簡易四段階と重なる部分を選んで、心理発達を簡単にふり返ってみよう。重複するが［表3］に、エリクソンの八段階と本書の簡易四段階を示す。

まず、幼児期から学童期に発達するのは、エリクソンの第三段階目の「3．遊戯期」で、この課題は自主性である。これは、親から離れて一人で社会の中で行動できることで、自分の興味で活発に活動し、自信を持って、「やりたがり」、「知りたがり」、「動きたがる」……。

ついで、反抗期（思春期）は、第五番目の「5．青年期」で、課題は自我同一性の確立である。親や周りから認められる自我と自分で納得できる自我を統合し、それをもって社会の中で自立することだ。自立とは社会の中で自他共に認める「自分の役割」を作り上げることで、「○○さんはこうだね」と他から認められ、自分もそう言われることに満足する心の状態である。別の言い方をすれば、精神的には自分の人生観（生き方）を持ち、その人生観に自信とプライドを確立し、それが同時に、社会の中で自分の「顔」（ユングのペルソナ）として認められることである。

この二つの段階を越えて、「7．生殖性」で人は、責任ある大人、親になる。これについては後ほど述べる。

†認知する能力で分けるピアジェの発達理論

ピアジェ（Jean Piaget, 1896-1980）は、エリクソンとはまったく異なる指標を選んで発達を四段階に分けた。用いた指標は認知機能である。

認知機能とは、人が自分と外界との関係を理解していく能力だ。冒頭に述べた言い方では、①稼ぐ（生命維持）ために、個体とその外界（物・他人・社会・世界・宇宙）を正確に認識する機能である。

赤ちゃんの時は、外界は肌に触れる母親のぬくもりだけかもしれない。その頃はまだ、自分と外界（母親）の区別も十分にはできていないだろう。肌と肌が触れあった時に、それが母親の肌の感覚なのか、自分の肌の感覚なのか、境界は曖昧で、母親との一体感が強い。

成人では、自分と外界はきれいに分離して認識される。外界のすべての現象は、人や物やシステム、情報、エネルギーなどと抽象化され、概念化されている。そして、さらに、自分自身もその外界の中の一つの存在として「他人」と同類である「人」として概念化されて、自分も含めた世界の客観的な認識ができあがる。

こういった客観的な認識を持てるようになると、「人はそもそもなぜ生きているのか」などと概念を「操作」して複雑な思考が可能になる。

ピアジェは、こういった認知機能の拡大を指標にして、発達段階を四つに分けた。それ

表3 ピアジェ、エリクソン　発達段階の比較

<table>
<tr><th></th><th colspan="2">ピアジェ</th><th colspan="2">エリクソン</th><th colspan="2">本書の簡易4段階</th></tr>
<tr><td>初期条件</td><td colspan="2">正常発達の知能</td><td colspan="2">基本的信頼</td><td colspan="2">愛着関係の成立</td></tr>
<tr><td>発達課題</td><td colspan="2">物と概念の理解</td><td colspan="2">心理社会的発達</td><td colspan="2">親からの自立度</td></tr>
<tr><td>0〜2歳</td><td>1. 感覚運動期</td><td>自分とのつながりで認識</td><td>1. 乳児期</td><td>基本的信頼</td><td rowspan="2">1. 乳児期</td><td rowspan="2">母親と心も体も一緒</td></tr>
<tr><td>2〜7歳</td><td>2. 前操作期</td><td>自分以外の物を認識</td><td>2. 幼児期</td><td>自律性</td></tr>
<tr><td rowspan="2">7〜12歳</td><td rowspan="2">3. 具体的操作期</td><td rowspan="2">具体的な場面なら
保存概念が成立
脱中心的な思考が可能</td><td>3. 遊戯期</td><td>自主性</td><td rowspan="2">2. 学童期</td><td rowspan="2">母親と
別々の行動、
心は母親と
一緒</td></tr>
<tr><td>4. 学童期</td><td>勤勉性</td></tr>
<tr><td rowspan="4">12歳〜</td><td rowspan="4">4. 形式的操作期</td><td rowspan="4">具体的事物を超えた
思考が可能になり、
抽象的概念を
操作できる。
自己を十分に
対象化できる。</td><td>5. 青年期</td><td>自我同一性</td><td colspan="2">3. 思春期＝反抗期／移行期</td></tr>
<tr><td>6. 初期成人期</td><td>親密性</td><td rowspan="3">4. 成人期</td><td rowspan="3">母親から
心身ともに
自立</td></tr>
<tr><td>7. 成人期</td><td>生殖性</td></tr>
<tr><td>8. 成熟期</td><td>統合</td></tr>
</table>

は、1．感覚運動期、2．操作期、3．具体的操作期、4．形式的操作期である。［表3］に、エリクソンの心理社会的発達の八段階とピアジェの認知発達の四段階を、およその年齢を記して示した。表の年齢はピアジェの分類によるもので、エリクソンや本書とは二〜三歳のずれがある。

ピアジェの認知機能の発達がどんなものか、簡単に紹介する。

目の前にリンゴが五個あったとしよう。リンゴに対する認知の発達とは、第一段階でまず実際に手でリンゴを触り、目で見てそれがあると知り、やがて、リンゴを含む果物というものは、人の食卓にどんな効果を及ぼしているのか、などと、リンゴという具体物から

離れて抽象的、仮説的な思考ができる第四段階へと変化することである。四つの段階の名称と特徴は、次の通りである。

（1）感覚運動器（〇歳〜二歳）では、子どもがリンゴを認識するのは、リンゴに直接、自分の手を伸ばして（運動）、それに触れて、見て（感覚）、である。目の前からなくなれば、手で触れられないのでリンゴはない。

自己と外界との関係は未分化で、リンゴを自己の身体との関係でしか認知できない。自分が触れなければ「リンゴはない」ので、認識は自己中心的である。

（2）前操作期（二歳〜七歳）では、リンゴという言葉を覚えて「表象」（名称、概念）ができあがる。それゆえに直接手で触れなくてもリンゴを認識でき、一つ、二つ、三つと数えられるようになる。

自己と外界との関係はまだ自分中心で、「他者」という視点は未確立である。

（3）具体的操作期（七歳〜一二歳）では、リンゴを一つ、二つ、三つと数える時に、「リンゴ」と「数」の概念が分離して、「数」自体を操作して、足し算、引き算ができる。だから、五つのリンゴのうち、二つを食べたらいくつ残るかと、実際に食べなくても計算が可能である。

自己と外界は分離し、自分がいてもいなくてもリンゴは存在し、外界は存在し続け、従って「他者」という視点もはっきりとできあがる。つまり、他人も、自分と同じようにリンゴについて考え、同じ感情を持っていると認識し、逆に他者の視点から自分を見ることができる。この段階で、自己中心性から脱却する。

（4）形式的操作期（一二歳〜）では、現実の具体的事物から離れ、抽象的な概念だけを操作して思考ができるようになる。たとえば、「もしこの世にリンゴという果物がなかったとしたら、世界の食卓はどうなるか」などといった仮説演繹的思考が可能である。高等数学の思考は、このレベルで行われる。

†「心理の発達」と「認知の発達」で共通していることは

少し長くなったが、ピアジェの認知発達理論を紹介したのは、発達理論に見られる共通の構造を理解するためである。

エリクソンの発達理論とピアジェのそれとは、内容がまったく異なる。

前者は、人が社会のなかで自分と他人・社会との関係をどのように認識していくかであり（心理社会的機能の発達＝②心を支えるために自分と社会との関係を知る）、後者は人がどのように外界（物と他人）を知り、思考法を発達させるか（認知機能の発達＝①稼ぐために自分と外界との関係を正確に知る）である。発達段階を分ける基準は異なるが、しかし、次のような発達段階についての考え方は共通している。つまり、

①発達は質的な飛躍であり、
②発達段階は階層構造をなしていて、
③次の段階に進むためには、前の段階での課題を達成しないとならない（＝発達課題がある）、

の三点である。それぞれについて説明していこう。

①発達は質的な飛躍

発達段階は、連続的なものではなくて各段階の間に質的な飛躍がある。

言い換えると、各段階は安定した統一された均衡状態（＝安定状態）にあり、内部にはその状態を維持しようとするシステムの力が働いている。

マイナス一〇度の氷があるとしよう。徐々に温度が上がってマイナス五度になっても、さらにマイナス一度でも氷は氷のままだ。温度が量的に変化しただけで、水の分子は質的

には「氷」として安定した個体の構造を維持し続ける。しかし、温度が〇度になると、氷は溶け始めて液体の水に変化していく。質的な飛躍があったのである。さらに一〇〇度になれば水は気体になる。温度はマイナス一〇度から連続的、量的に変化しているが、水は〇度と一〇〇度を境にして固体↓液体↓気体と、質的な不連続の変化を起こしている。

人の成長についても同じことが言える。身長や体重は量的な成長である。体重は生まれた時の三〇〇〇グラムから連続的に六〇キログラムまで成長する。身長も五〇センチの子どもから一七〇センチの大人まで連続的に変化する。子どもも大人も同じ尺度（重さ・長さ）の上で比較ができる。しかし、心理発達はその間に質的な飛躍をする。これまで述べた乳幼児期↓学童期↓成人期である。

心理の質的な飛躍のうち、最大のものは、学童期↓成人期への飛躍である。先に述べたとおり、この時期は心理的葛藤も強く、時間もかかるので「思春期」と一つの段階のように呼ばれている。この期間中、心の内部では学童期を維持しようとするシステム自身の力と、そこを抜け出して成人になろうとする新しい力とのぶつかり合いが起きている。

②発達は階層構造を作っている

階層構造の意味は、二つある。
（1）高次段階は、必ずその前の低次段階から生まれたものであり、
（2）かつ、高次段階はより低次のすべての段階をその内部に統合している。
第一の意味は、前の段階をクリアしないと次の段階に進めないということである。別の言い方をすれば、必ず順番があって途中の段階を飛ばしたり、また逆戻りしたりすることもできない。心理発達で言えば、乳幼児期↓学童期↓成人期の三つの発達段階は、この順番でしか進まない。成人期に達するためには、乳幼児期と学童期を経過しなければならない。

第二の意味は、高次の構造は、先行の低次構造を従属させ統合するもので、高次（上位）構造はその内部に低次（下位）構造を保持している。レベルアップに際して、古い構造を内部に取り込んでいくのである。これはコンピュータのソフトウエアにたとえると、上位互換性があるというのと同じような意味である。だから、成人期に達した人はその内部に、乳幼児期と学童期の心を統合している（[図5]）。

たとえば、成人期の恋人同士のことを考えてみよう。

彼らは時に、一方が子ども返りして他方に甘え、また、その逆の役割も「楽しむ」こと

図5　心理発達の階層構造

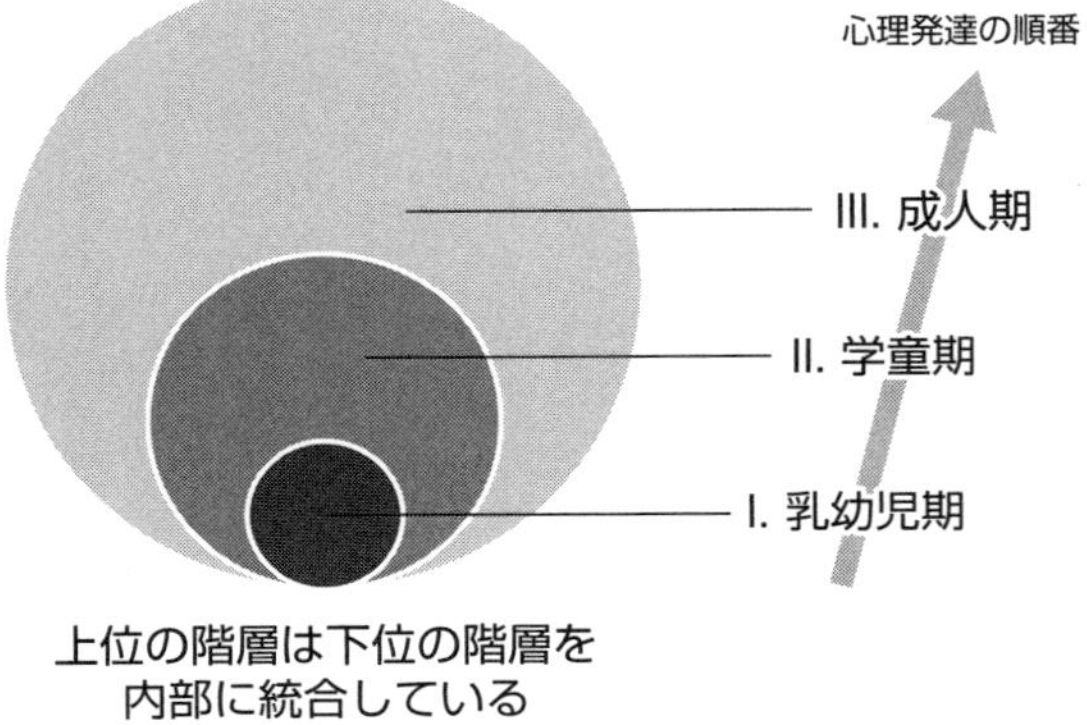

ができる。子どもを演じられるのは成人期の内部に乳幼児期をもっているからである。もし、その役割を時に応じて互いに入れ替えられるならば、二人とも成人期に達していることになる。しかし、もし、一方がいつも甘えるだけで、逆の関係を作れない恋人同士だとしたら、どちらかが心理発達に問題を抱えているかもしれない。

　同じように、成人期に達した親は子どもの心に戻ることができるので、子の心理をよく理解する。子どもが何かを怖がっていれば、子どもの視線になってそれを察知できる。これが愛着関係の土台となる。

　しかし、逆はできない。階層構造の下からは上は見えないのだ。親は子の心理の全体像を理解できるが、子どもは成人の世界（親の世界）を垣間見ることができても、その心理的な全体像は見通せない。

ピアジェの理論で同じことを考えてみると、次のようになる。

たとえば、「2．前操作期」を経なければ、「3．具体的操作期」には至れない。つまり、目の前にあるリンゴを一つ、二つ、三つ……と数えられるという課題を達成できた後でなければ（具体的な物を数えられる：前操作期）、次の段階である、リンゴが五個あったとして、二つ食べてしまったらいくつ残るかという、実在しない物についての推論ができる段階（操作期）には至れない。

③発達課題とは何であろうか

しかし、発達段階は自動的には進まない。前の段階から次の段階に進むためにはクリアしなければならない課題がある。これをエリクソンは「発達課題」とした。

エリクソンの理論で人生最大の発達課題、心理発達の山場は子どもから大人になること、すなわち学童期から成人期に飛躍することであると先に述べた。

ピアジェの発達理論では、一番の山場はどこであろうか。

おそらく、それは「3．具体的操作期」から「4．形式的操作期」への思考の飛躍ではないかと思う。小学校で習う算数に「ツルカメ算」がある。ツルとカメが合わせて八匹、足の数が合わせて二六本であるとき、ツルとカメはそれぞれ何匹いるかという問題である。小学校での解法は、まず全部がカメだとすると足は三二本になるから……と具体的なツルとカメに当てはめて段階的に思考を進めていく。一方、中学に入るとツルとカメの数をそれぞれx、yと置いて連立方程式を立てる方法を理解する。すると、いとも簡単に問題が解けてしまう。これが「3．具体的操作期」から「4．形式的操作期」への飛躍である。「3．具体的操作期」では、ツルとカメを具体的に思い浮かべながら思考を進める。つまり、ツルとカメを思い描いている主観性がまだ残っている。一方、「4．形式的操作期」ではツルとカメはx、yに置き換えられてしまうため、主観が入り込む余地はなくなり、客観的な思考が確立する。形式的操作期は一二歳ころに獲得されて、その後一生続く「大人の」認知・思考様式となる。

心理と認知の発達の、共通の構造について述べた。

その中で一番伝えたかったことは、発達には関門（課題）があるということである。ピアジェは正常な知能を前提として発達を考え、課題が達成できないケースについてはあまり注目していないが、エリクソンは課題を達成できるかどうかは人生の危機（クライシス）であると指摘する。前進か停滞かの、分岐点になるのである。多くの人は悩みながらも危機を乗り越えていくが、何らかの困難な条件がその行く手を塞いでしまうと、心理発達が止まってしまうことがある。

本題に戻って、Sタイプの母親の心理発達とその限界について考えていく。

(2) Sタイプの母親には、何が欠けているのか

†学童期から成人期への発達課題は心の反転を起こすこと

学童期から成人期への発達課題は、精神的な自立を獲得することである。つまり、自己責任をとれるか否かだと言える。

①親子関係で考えれば、「親になれるか」であり、
②仕事の関係でいえば、部下を理解し引っ張る「上司になれるか」であり、
③社会的には、責任ある「大人の行動がとれるか」である。

これらはエリクソンの理論で、第七段階目の発達課題「生殖」という立場を獲得できるか否かに相当する。「生殖の課題」とは、「子どもや職業、社会への貢献を通じて次世代を導き、支えるという立場を作ることができる」か否か、である。エリクソンはこの課題は、

家庭では、自分が親として子の世話（care）を担う責任を持てて、
職場では、管理職（leader）になり組織を背負って部下を指導する立場になれて、
社会では、責任ある大人として社会を前進させる立場になれる、
としている。

逆に、成人期へ至る前の学童期の心をふり返ってみよう。

学童期での基本的な対人理解は、人に従うことであり、

①親子関係で考えれば、「子として親に従える」であり、

②仕事（学校）の関係でいえば、部下（児童）として「上司（先生）の指示に従える」であり、

③社会的には、大人（親や先生）の言いつけを理解してそれに従う、となる。

人は成人であっても、会社で部下の立場になれば、自分の学童期の心性を用いて②を行っている。これは心理発達の階層性を示しており、もしその人が思春期（反抗期）を越えていなければ、職務として上司に従うことに抵抗を感じるであろう。

学童期の立場①②③と成人期の立場①②③をみると、学童期から成人期への変化はその立場をまったく反転させることだとわかるだろう。これを、対人関係の持ち方と社会理解

の二点から考えてみる。

対人関係の持ち方は、学童期は親・先生・大人に従う立場である。上下関係で言うと、「下」の立場、「上」に従い、「上」に守られる立場になる。一方、成人期では上下関係の「上」の立場を作れるようになること、つまり「下」の者に対して責任を負う立場に自分をおけるようになることである。

社会理解の点では、学童期の子どもは、社会は大人たちの作った「立派な」世界であり、そこにはきちんとしたルールがあり、矛盾なく運営されていると信じている。子どもはそれを学び、大人の言うことを聞いていれば心配することはなく、「守られる」というものである。

一方、成人期の社会理解は、自分は大人として社会を構成している一員で、社会に責任を持たなければならず、社会は時に矛盾をさらけ出して不完全であるが、なんとかやっていかなければならない、というものだ。そして、責任を持って子どもたちを守らなければならない。

こういった対人関係、社会理解の上下の反転は、思春期を越えることで成就される。心の方向を一八〇度変える、その心理発達は容易でないことは想像できる。読者もその時期を越える苦闘をしてきたはずである。

†Sタイプの母親の特徴を四つのエピソードから見る

Sタイプの母親は、心理発達が学童期で止まっている。思春期を乗り越える反抗期がなく、「上」「下」の立場の反転ができなかった母親である。

一方、心理発達以外は止まっていないので、姿形、立ち振る舞い、社会的理解、発言内容などはまったく「普通の大人」に見える。

しかし、対人関係で上下関係の「上」になれないため、Sタイプの母親の母子関係には次のような特徴がある。

(1) Sタイプの母親は、子の成長にあまり責任を感じない。
(2) Sタイプの母親は、子をあまり叱れない。
(3) Sタイプの母親は、子と友だちのように仲がいいことが多い。

子どもを産むことは、子を守り、育てるという上下の関係の「上」を引き受けることである。引き受けると責任が生じる。たとえば、一歳の乳児が病気になれば、親の責任である。三歳の幼児が怪我をすれば、それもやはり親の責任である。責任があるからこそ、親は子を叱る。

Sタイプの母親は子に怒りを向けることはあるが、叱ることがない。「怒る」ことと「叱る」こととの違いは、内容に親の責任が伴っているかどうかである。

先にも述べたが、上下関係を作れないSタイプの母親は、子どもと友だちのように仲がいいことも多い。その結果、母子が密着し、子どもは母が死んだら生きて行けないと真面目に訴えたり、結婚しても実家の母親に気をつかう娘、実家に頻繁に出入りする息子、嫁姑の対立があった時に妻の味方をしない夫などになる。

Sタイプの母親の特徴を具体例で見てみよう。分かりやすくするためにAタイプの母親と比較する。

a 一〇歳の子の失敗

一〇歳の子が、ハムスターを飼いたいと言い出す。親は「まだあなたには無理よ」と言って止めるが、子は「自分が世話をするから」と約束して飼うことになる。しかし、案の定、エサをやり忘れたりする。

Sタイプの母親:「ほら私の言ったとおりじゃない!」と言って子どもを批判し、手出しをしない。
Ａタイプの母親：「約束は守りなさい」と叱りつつ、子どもの動物の世話を手伝う（親の責任を取る）。

b中一の娘の不登校

不登校で苦しんでいる中学一年生の娘が、「お母さん、迷惑かけてごめんなさい。私のせいで家の中がおかしくなっている」と言って泣き出した。
Ｓタイプの母親：「私は腹が立ったけど、黙っていた」。
Ａタイプの母親：「私は何も言葉を返せなかった。この子はずっと家族のことを考えてきたんだと思って……」。

c中三の息子の反抗期

中学三年生の息子が激しい反抗期の真っ只中、家庭内暴力が続く。ガラスが割れ、物が飛んで、壁にいくつも穴が空いた。
Ｓタイプの母親：子の将来を心配するが、叱ることができない。暴れる子を怖がって、家から逃げ出してしまう。「あまりに暴力がひどいので、アパートを借りて別々に暮らすことにしました」などとなる。
Aタイプの母親：子どもを怖がらない。激しい暴力を受けて一時的に非難することがあっても家から逃げずに、子とぶつかり合う。「なんでそんなことをするのか話して！」と、子どもの気持ちを理解しようとする。

d娘の拒食症

高校一年生の娘。拒食症でガリガリにやせ細っている。娘が母親に質問する。「お母さん、私が倒れたら助けてくれる？」
Sタイプの母親：「助けるけれど、自分の病気なんだからきちんと治しなさい。最後はあなた次第よ。食べる、食べないは自分で決めなさい」
Aタイプの母親：「大丈夫だよ。そんなことにはならないよ。お母さんが絶対に助けるから、ちゃんと治療しようね」

(3) 正常な家族関係と未熟な家族関係

Sタイプの(親になりきっていない未熟な)母親を理解するために、正常に機能している親子関係がどんなものであるかを見てみよう。

†正常に機能している家族の親子関係

正常に機能している家族関係とは、親と子が健康な上下関係を結び、親が子に責任をもつ家族の構造である。それを、[図6]に示した。

正常に機能している家族は、以下のようである。

①家族経営:両親はともに成人期に達している「大人」で、互いに相手を尊重し、対等なパートナーシップが成立している。両親が子育て・家族経営に共同の責任を感じている。

・子どもに問題があれば、夫婦で相談する。娘や息子の育て方、進路、病気の時の対応

図6　正常に機能している家族

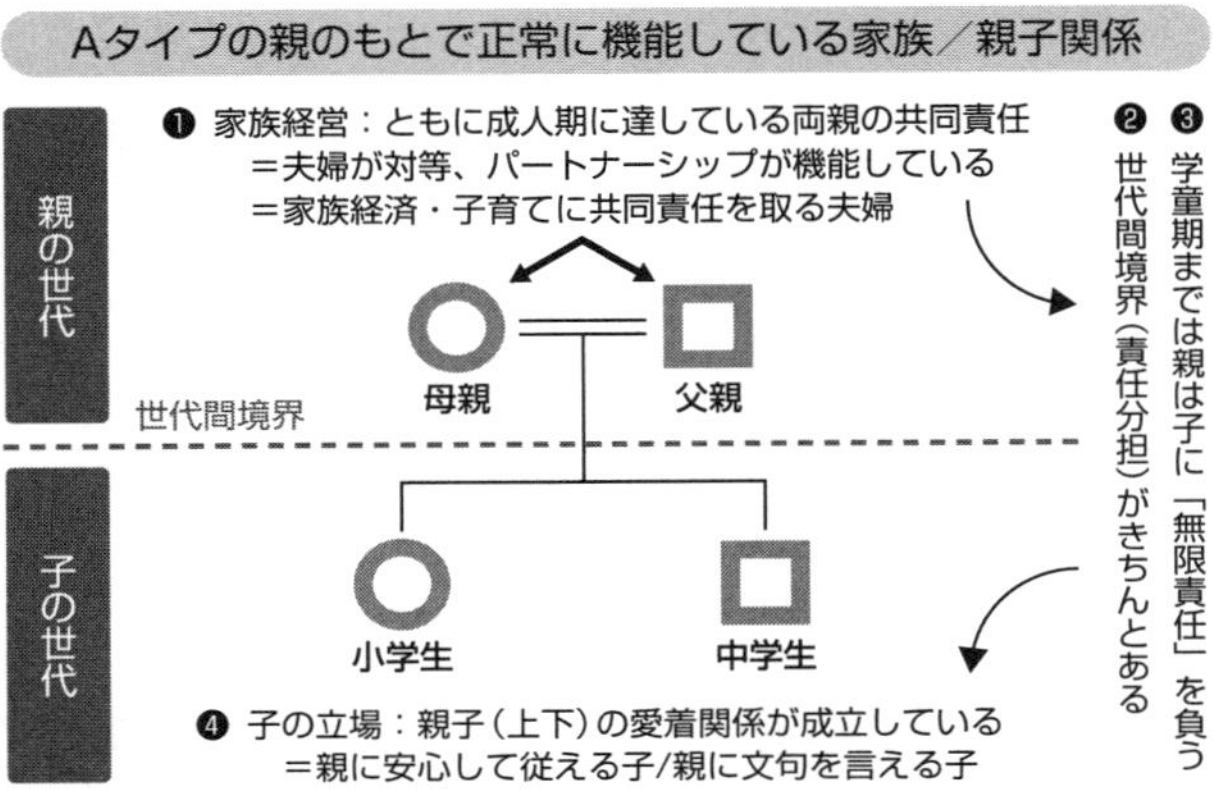

を夫婦で共有できる。

・家族に経済的な問題が生じれば、たとえば、夫がリストラにあうなどといった時には、夫婦で対応策を話し合い共同責任で乗り越える。

②世代間境界：親と子の世代間境界がはっきりとしている。

・子を心配させてはいけない問題や、子に秘密にしておくべき問題を夫婦間で共有できている。

③子への責任：子が成人期に達するまでは、親が子の成長にすべての責任を持つ（無限責任）。

④子の立場：親子の上下の愛着関係が成立し、安定している。

・子は親に安心して従うことができ、同時に子は親に文句を言える。

†機能不全を起こした家族の親子関係

同じような家族構成で図の母親がSタイプ（成人学童期の母）であった場合、家族機能はどのような変形を受けるであろうか。

①家族経営：母親が学童期で父親が成人期の場合を想定すると、両親の間には大人のパートナーシップは成立しない。このため、当初は夫婦が対立し、けんかも多いが、時間が経つにつれて夫婦間のコミュニケーションは途切れて、互いに無関心になる。その結果、家族経営に責任を持つ親が不在になってしまう。子どもに問題が生じた場合は、互いに相手に責任を押しつけて自分は「知らない」となるか、あるいは、家族経営の負担が夫に一方的にのしかかり、これが原因で家族内の緊張が高まり、不安定さが続く。

②世代間境界：親と子の世代間境界が曖昧で、問題がない時は仲のいい「友だち親子」、何か問題が生じた場合は、子から見れば「親は知らんふり」、「見捨てられる」となる。親子の間に秘密がなく、たとえば、「お父さんがリストラされそう。お金が心配、お父さんはだらしない」といった批判を、小学生の娘に聞かせたりする。

③子への責任：親は責任の自覚は乏しく、子が幼児期までは責任を持つが、子が学童期に入ると、対等になり（親も子も心理発達は学童期）、子の問題は子の責任となってしまう。

④子の立場：親子の愛着関係は水平・対等になり、子が親に甘えたり、助けを求めたりすることができない。子が親に不満や文句を言っても、親からの対応は得られない。親を頼れない。

（4）Sタイプの母親を持った娘の摂食障害は、治療に長い時間がかかる

次に、〈模擬事例3－S〉を紹介しよう。

登場人物は長女・夏美《なつみ》とその家族である。家族構成と年齢や長女・夏美さんの大学の様子なども、〈模擬事例3－A〉（Aタイプの母親）と同じである。しかし、〈事例3－A〉のような長男の難病（白血病）や嫁姑問題は存在しない。つまり、〈模擬事例3－S〉は外見上は何も問題を抱えていない家族である。この家族の問題は、母親がSタイプだということだけだ。

しかし、これだけでも子の思春期は問題化することが多い。

†中学二年から始まった拒食症

大学二年生の長女（夏美・二一歳）の摂食障害の相談に、母親がやって来た。母親は四

六歳で主婦、父親四七歳・会社員、弟（一八歳）の四人家族である。
母親は、長女のこれまでの経過を話し始めた。

娘は大学のサークルで、ボルダリングをやっています。サークルがある日は帰宅は夜になるが、それ以外は夕方に帰宅し、自分の部屋で過ごしている。夕食は家族と一緒に同じ物を食べますが、量は極端に少ない。私が食卓を離れた隙に、ご飯を半分捨ててしまったり……。でも、弟に対しては「もっと食べなさいよ」と自分のおかずを分けたり、おかわりを促したりしている。

娘は、中学二年の時に男の子から「ぽっちゃりしているね」と言われたことを気にして、ダイエットを始めたようです。その頃、一六一センチで三五キロまで瘦せ、生理が止まってしまった。婦人科で処方されたホルモン剤を飲み、それから精神科を紹介されて拒食症（神経性無食欲症）と言われました。

高校一年の時に三二キロまでやせて、内科に二カ月入院した。先生から「四〇キロまで体重が戻らないと退院させない」と言われ、その時は食べた。それから受験の時も体重は三七キロあたりを上下していた。これまで過食になったことはないと思う。

母親はこんな経過を落ち着いた口調で話し、一息入れた。一五分が経過していた。母親は、娘の病気の経過を時間軸に沿ってきちんと説明できるし、文脈の乱れがなく、内容も適切である。するとDタイプではなく、Aタイプか、Sタイプのどちらかである。私が夏美さんとぶつかり合うことはあるかと質問すると、一度だけ次のようなことがあったと報告した。

夕食の時、私がエビのかき揚げを載せてうどんを出したら、「これ、本当に一人分なの!」と怒ってどんぶりをひっくり返すんです。けれど私がふきんを取りに行っている間に、娘はうどんを半分どんぶりに戻し、新しいお茶碗にいれた残り半分を「これ食べる」と言いました。かき揚げは、どんぶりのほうにありました。

夏美さんの拒食症の発症は中学二年生で、母親に反抗することもなく二一歳になっている。拒食だけで過食が見られないということは怒りの爆発がない、つまり反抗期に至れないままである。どんぶりをひっくり返したのが唯一、母親への怒りを表現したエピソードであるが、直後に自分でお茶碗に戻して食べている。反抗は成就していないようだ。するど、母親はSタイプである可能性が高くなる。AタイプとSタイプの見極めは難しいが、娘の問題に親として責任を感じているのかどうかがポイントとなる。それを確かめるために、慎重に次の情報を聞き取る。

最近の親子の様子を私が尋ねると、母親は続けた。

一昨日、夕食にスープを出したら、夏美は私が席を離れたすきにそれを半分シンクに流してしまった。自分が作った物をそうされるのは嫌だったので、「どうしてそんなことするの?」と聞いたら「胡椒がきつかったので……」と小さな声で言った。私は何も言わなかった。娘は食べ終わった後もリビングでしばらくウロウロしていたが、夫が帰って来るとスーッといなくなった。二人でいる間、何か私も落ち着かなくてビクビクしていた(母親は涙を浮かべた)。私の食事を、押しつけのように感じるのかな……。

娘はよく言います。

「お母さんは何も言ってくれない。返事がないと無視されている感じがする……」

わざわざそういう言い方をされると、私も嫌気がさして黙ってしまう。自分の病気なんだからきちんと治してほしいと思う。

私が追加の質問をする。

「娘さんは、長く精神科にかかっているとのことですが、お母さんは何か言われていますか？」

娘は高校生までは小児科にかかり、入院もその病院でした。大学生になって精神科を紹介されて、通うようになりました。私は（摂食障害の）親の会を紹介されて通っています。そこでは「食べる、食べないは本人に任せて、口出ししないように」と言われて、そうしています。

最後はきっぱりと、自信たっぷりの感じだった。

最近の様子と精神科で言われていること、二つの質問への答えから考えると、母親は娘の病気に対してあまり責任を感じていないようである。つまり、うどんをひっくり返したりスープを流したりしても、母親はそれを叱ったり、あるいは理由を問いただしたりしていない。娘と向き合うことを避けているようだ。Ａタイプの母親であれば、「なんでそんなことするの！」と叱り、そのあと「どうして？　食べないの？　嫌なの？」とコミュニケーションを求めるはずである。またこの母親は、娘を怖がっている様子もみえる。娘の悩み（病気）に向き合おうとせず、治療は専門家任せである。これは娘を守り、娘を育て、娘の成長に責任を持つ親のポジションができていないことを示している。

この時点で、母親はSタイプであると結論できる。

症状の経過は、次のようであった。

①中学二年生の時に、拒食症が発症し、これまで二回の入院がある。

②受験勉強の時は、抜毛と指しゃぶりがあった。

高校生の頃、夏美さんはよく髪の毛を抜いていた。一時は円形脱毛症のようになって、出かける時は帽子で隠していた（抜毛症）。受験勉強の時は、自分の部屋でうずくまって爪を噛んでいることがあった。指に爪がなかった。大学に入ってからはそれはなくなった。

②学生になっても症状に大きな変化はなく、拒食症が続いている。

†子が反抗期を成就できないのは、母親が逃げるから

夏美さんは、中学二年の時から大学二年まで八年間拒食症が続いている。

彼女の心理発達をふり返ってみる。

乳幼児期と学童期は、ほぼ正常な発達を遂げてきたはずだ。

乳幼児期には母子間に豊かな愛着関係を築き、母親に甘え、安心をもらった。幼稚園では飛び回って遊んでいただろう。

学童期、小学校で彼女は優等生であった。でも、そのころから夏美さんは母親に何か距離を感じることがあった。「どうしたらいいの?」と相談しても、「そうね、どうしたらいいかね」と言うか、「自分で決めなさい」とか、「お父さんに聞いたら」と答えて、母親は責任を取ろうとしなかった。子どもは肩すかしのような、逃げられたような気持ちになったであろう。自分が甘えようとしても母親は振り向いてくれず、落ち込んでいても母親から声をかけてくることはなかった。

それは「自分のことは自分でやって、お母さんに迷惑かけないで」というメッセージである。夏美さんは「がんばらないといけない」と思った。彼女は母親に相談せず、自分で決めた。それが夏美さんに、同年代の友だちより強い緊張と自主規制を強いていた。

自分は母親の期待にこたえる子、母親のお手伝いをする子なんだ、そうして、母親に認めてもらうんだ。学童期の人格を作りあげ、夏美さんは幸せにがんばっていた。

夏美さんは形式的には、Aタイプの母親に育てられた春菜さんと同じようながまんを強いられた学童期であった。しかし、明らかな違いがある。それはAタイプの母親は、娘ががまんしているのがわかっていたことである。何も言われなくても、気持ちをわかってもらえていれば、孤独にはならない。孤独ながまんか、わかってもらえているがまんかの大きな違いがある。この差は、親に反抗ができるか否かの差になって表れる。

「いい子」を続けるがまんは、夏美さんの精神的な成長と相容れないものとなっていった。いつまでもお母さんのお手伝いをしていたい＝学童期の心性と、自分はもっと成長していきたい＝思春期の心性とのぶつかり合いである。普通は、自然に母親への反抗が優位になって思春期へと入っていく。

反抗期は、子がそれまで保護され従ってきた親へ抗議し、親がそれに反論して、互いにぶつかり合って成り立つ。ぶつかっているうちに、互いを認め合う対等の関係ができあがっていくのだ。つまり、親が子の反抗を、その内容に反対であろうが賛成であろうが、理解し受け止めて成就するのである。どんぶりをひっくり返した時に母親が激しく怒れば、それは娘の反抗のメッセージが伝わった証拠である。あるいは逆に、母親が怒りを抑えて「どうしてそんなことするの」と優しく聞いてきても、メッセージが伝わっている。

しかし、夏美さんの母親は娘に無関心だった。上下関係がほとんどなく、友だち同士のような横の関係が中心なので、夏美さんが反抗しても受け取らない、叱らない。あるいは面倒くさがって逃げてしまう。子の怒りは行き場を失い、反抗は成就しない。

「夏美さんは、きょうだいは?」との私の問いに、母親は答えた。

「三つ下の弟がいます。長男は今、高校三年生です。おとなしい子で私は安心していますす」

母親は明るく答えた。

彼にも反抗期はない。弟と母親が仲が良ければ、ますます夏美さんは反抗できなくなる。もし反抗したら、母親を失ってしまう恐れがあるからだ。

正常な反抗期では、子は親に反抗しても親を失う恐れはまったく感じないのだが……。それは、豊かな愛着関係(=親が責任をもつ上下の愛着)を疑っていないからだ。

（5）Sタイプの母と子、回復への長い道のり

†母がもう一度思春期をやり直す

Aタイプの母親が抱えた思春期問題は、原因が解明され、親がそれを理解すれば、治療は進む。成人期の親は、母子関係を変えていく力を持っているからだ。

一方、Sタイプの母親が抱えた思春期問題は解決により長い時間を要する。その理由は母娘の二人とも、これから学童期→成人期の心理発達を遂げなければならないからだ。

娘は思春期の入り口、反抗期前で留まっており、学童期は硬く固定（固着）している。その母親もやはり、三〇年前に反抗期を成就できず、心は学童期で固定（固着）してしまっている。

娘は目の前の自分の思春期を乗り越え、母親は十代のころ封印してしまった思春期をも

う一度開かなければならない。

こういった理由で、母親がSタイプの時には、母子別々に並行してカウンセリングを行うことをお勧めする。

私のクリニックの場合、自分が母親側の治療を引き受けることが多い。大人の思春期の成就は、子の思春期の成就よりも格段に難しいからだ。娘である夏美さんは、別の信頼できるカウンセラーに委ねる。

†自分の子ども時代をふり返る

母親とのカウンセリングが始まった。月一回、五〇分のセッションである。

カウンセリングの目的は、Sタイプの母親がもう一度思春期をやり直すことだ。心はまだ「学童期」だが、身なりも社会的な立場も「大人」になっている人に、再び心理発達を促すことは大変な作業である。なぜなら、社会的な位置（地位）や、家庭内の親子関係が固まっているので、心もその状態で堅固に安定しているからだ。それをもう一度解きほぐし、自分が押し殺してきた怒りや抱えてきた心の緊張を解体しなければならない。

そして、夏美さんの親にならなければならない。

最初のセッションで、私は母親自身の子ども時代を質問する。

「あなたのお母さん、夏美さんのおばあちゃんですけど、どんなお母さんでしたか？」

とても優しい母でした。母はずっとがんばっていた人です。古い家に母が嫁として入りました。父がわがままで、いつもその父に従ってがまんしていたと思います。祖母にきびしく当たられていましたが、その祖母が認知症になり、介護をしていました。私が大学四年生の時に母は癌で亡くなってしまい、孫を見せてあげられなかった……。

しばらく母親の思い出を聞いた後、私は彼女の思春期について質問する。

「あなたには反抗期はありましたか？」

反抗期ですか？

意味が分からないようなので、私が反抗期の説明をする。反抗期は中学から高校の頃、一、二年間、親と口をきかなかったり、親をうるさがったりすることで、ぶつかり合うこともある時期のことだ。

そういうことはありませんでした。父のことは嫌いで口を聞きたくなかったことはありましたけど、母に反抗したことはなかったです。

こんな会話を、数カ月続ける。

すると、母親から次のような発言が出てきた。

私はいい子にして母を支えてきたなと思い出しました。ただ母に認めてもらいたかったんだな、と。もしかしたら、娘たちもそうしているのでしょうか?

この頃、自分の母と自分の娘の三世代のつながりが意識にのぼり始めた。

夏美さんは、別のカウンセラーにかかっている。そのカウンセラーから、私は報告を受けている。

「お母さんは、自分のことを言わない。自己主張しないんだ、結局、逃げて自分一人で解決しようとする。そういうお母さんは、私は嫌いだ!」

夏美さんは、母への怒りを表現するようになっている。娘のほうが、カウンセリングが先に進んでいる。

そしてさらに、数カ月後。

娘のこと、わかってあげたいようで、わかりたくない。やっぱり「自分の人生なんだから、自分で解決しなさい！」と言いたくなる。自分がわからない。私は、何か模範的な答えを探しているようです。そんな時、私の気持ちはどこかに行っている。そうじゃないと言っている……。

私が質問する。

「あなたは母親に頼らず、甘えないで一人でやってきた。だから、娘さんにも厳しくなるんですね。お母さんが甘えさせてくれなかったのかな？」

そうでしょうか。母は優しい人でした。甘えさせてくれました。だから、……。私、がんばりました。

そういって彼女は言葉に詰まり、

「だって、自分でやらないと……」と、目に涙を浮かべた。

さらに、数カ月後。

拒食症は、がまんしている病気だと聞きました。娘は、がまんしているのでしょうか？……（涙）。

「そうですね。お母さんに甘えたい気持ちをがまんしている。あなたも子どもの時、母親にがまんしたのではないですか？」

……（涙）。そうでしょうか。母親はいつも優しい人でした。

自分ががまんしてきたという話題になると、彼女はいつも涙を浮かべた。しかし、決してそのがまんを認めようとはしなかった。なぜなら、自分のがまんを認めてしまったら、そのがまんをさせてきたのは自分の母親で、封印してきた母親への怒りに気づいてしまう。癌で死んだ母親にその怒りは向けられない。

†母、自分、娘の三世代の心のつながりが見えてくる

同じような会話が、また数カ月続いた。

前回、先生から私と母との関係を考えてみたらと言われました。確かに、がまんはあったけど、特別なことではない。みんなあることだと思う。

ただ、私は聞き分けのないことを母に言わなかったのです。そうです。私は事情を察して言わなかった。それが他の人と違うところかもしれないけど、周りにはそういう人

は多かった。そういう時代でした。

先生の前で、母のことを思い出すと涙が出てくる。どうしてですか？

それは、私ががまんしてきたからですか？

私は、大変な目に遭った子だったのですか？……。

夏美も生きているのが精一杯、「お母さんへの義理で生きているんだ」とか、「現実を見ないようにしている」とか漏らしています。

何も変わらない。何か周りの環境が変われば、あの子も動き出すかとも、思うのですが。


彼女は、自分の心の底にある思いに近づいては離れ、離れてはまた少し近づいていた。そして、自分と娘の気持ちが少しずつつながり始めた。


さらに、数カ月後。

前回、先生から私が小さい時、母に十分に心のケアをされてこなかったと言われたけど、そんなことはないと思う。何かあったのだと思うけど、それがわかれば、私も娘の気持ちを察することができると思うけど、わからない。私、がまんしてきたんですか？（涙）……どうしてここで私、いつも涙が出るんですか？

私は、母親との関係を見ないとだめなんでしょうか？　自分がかわいそうな子だったと思いたくないから、昔のことを見ないんですか。そんなふうに思ってしまったら、母親がかわいそうだから、見ないんですか？

目にいっぱい涙を溜めて、彼女は話し続ける。私は、何も言わずに聞いているだけである。

こんなセッションが、また数カ月続いた。

数カ月後。

母のことは怒れない。母が自分の生き方を押しつけてきた。それはある。でも、自分はそれに合わせてあげた娘だった。それでよかったのかな、と思う。母は、「私は、これで幸せなのよ！」と自分に言い聞かせて生きていたのだろうかと、そして私にも、「あなたは幸せなのよ」と言ってきたのか……。

先日、急に思い出した。中学生の時だった。私がインフルエンザで学校を休んでいた。二日経っても、三日経っても熱が下がらず、私はご飯が食べられなかった。その時に母に言われた。

「いつまで病気なの、自分がしっかりしないから駄目なのよ」

それを思い出して怒りがわいてきた。でも、その時、母は大変だったんだと思おうとしている自分がいた。当時、私は「お母さんに迷惑をかけている」と思っていたのだろうと思う。私のがまんが見えた。以前、夏美が言った言葉、「自分のせいでお母さんに嫌な思いをさせているね」というのと同じ。

母に私が言われたことを、私も夏美に同じように言っていた。

「いつまで夏美は病気なの？　あなたがしっかりしないからよ」

悪かったと思う。夏美の気持ちが少しわかった気がする。夏美に謝らなくてはならない。

「自分で病気を治すのよ」というのは、私の逃げだった。それは、娘と向き合うのが怖かったからだ。私がずっと隠してきた親への気持ち、「どうしてわかってくれないの」、それと同じ思いが娘の中にあるのを見るのが怖かった。だから、私は娘と向き合えなかった。それがようやくわかった。

数カ月後。

三年前に最初にここに相談に来た時、先生は私が自分の母親としっかり向き合っていないから、娘と向き合えないのだと言った。でも、「いきなり向き合うと壊れてしまう」とも先生が言った。

私の母は私の気持ちをわかってくれたことはない、でも、それは認めたくない……(涙)、母がかわいそう……。

でも、私、がんばってきたんですよ……ね。先生、そう言ってくれましたね。

娘は、以前、私の前では能面のように無表情だったけど、最近、少し表情が出てきたと思う。少しずつだけど穏やかになって、話し言葉が優しくなってきた。

夏美さんの摂食障害は徐々に改善し、数年後、いつの間にか治っていった。その間に、母親は何度も涙をこらえながら自分の親子関係を語った。

子は母親との関係で自分の位置を確認し、生き方を選んでいく。母が苦労していれば、子もまた生き方の調整に苦労する。母が学童期でとどまっていれば、子もまたそこでとどまる。思春期に至れない子は、苦しみながら母の回復を待っている。母親は自分の思春期を成就しなければならない。

子が親に突きつける、思春期問題である。

第五章

子ども虐待に関係する、Dタイプの母親

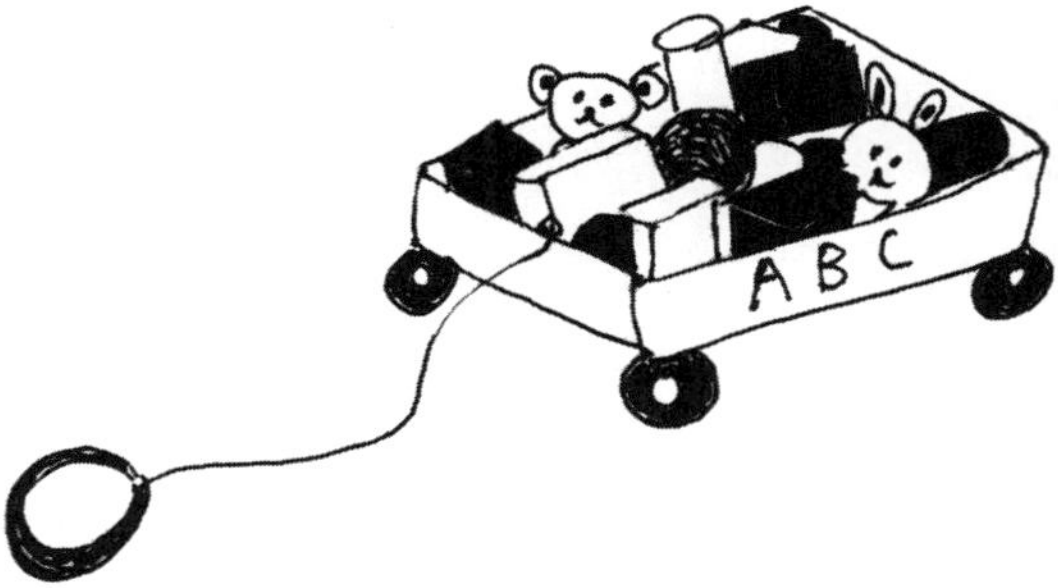

(1) 母性の土台は、子の気持ちを推測する能力

自己中心性からの脱却は、七歳ころに達成される

母親が母性を発揮し、子どもとの間に愛着関係を作れるのは、寒そうにしている子どもの表情を読み取り、「寒いの?」と言葉をかける「共感的応答」ができるからだ。それは、母親に「子どもの立場を推測する」という能力が備わっているからである。これは、社会の中では、「相手の立場を推測する」という能力であり、もう少し詳しく定義すると「自分を相手の立場に置き換えて、自分と相手の関係を見る」という能力である。

私たちは常に、自分がこう言ったら相手はどう感じるだろうかと考えて発言し、行動している。だから、目上の人には敬語を使って話すし、弱い立場の人には優しい言葉をかける。あるいは、幼稚園の園児には彼らにわかる言い方をする。

この能力は成人にとっては当たり前の能力なので、誰もそれをいちいち意識することはない。

では、この能力は心理発達段階のどのあたりで獲得されるのだろうか。

たとえば、二歳の幼児。母親に連れられて、首相の前に出たとしよう。幼児はまだ相手の社会的な立場を理解する能力を獲得していないので、首相に対して馴れ馴れしく「こんにちは」と言って背広の袖を握ってしまうかもしれない。首相は「いい子だね」と言って頭をなでて、和やかな時間が過ぎる。しかし、面会者が二歳ではなくて三〇歳だったら、馴れ馴れしい態度はひんしゅくを買い、首相は内心ムッとするに違いない。なぜなら、三〇歳は「相手の立場を推測する」能力が備わった成人と見なされるので、礼儀にもとるからである。

「相手の立場を推測する」能力は、二歳の乳幼児期にはまだ獲得されず、三〇歳の成人期には獲得されている能力だとわかる。

さらに年齢を絞っていくために、「相手の立場を推測する」能力はどんな認知機能を前提としているかを考えてみる。

それは、「自分」と同じ感覚や思考をもっている「他人」が存在しているという認識である。この認識を脱中心化（自己中心性から脱却）という。つまり、この社会にはたくさんの人が暮らしており、それぞれの「自分」からみれば、他はすべて「他人」であり、また、「自分」と「他人」は同じような感覚を持ち、「自分」と「他人」を入れ替えれば、他人は自分になるという認識だ。そして、「自分」と「他人」は対等の存在である。これが成人の社会理解、つまり「相手の立場を推測する」能力になっている。

認知発達理論をまとめたピアジェによれば、こういった認識が可能になるのは、七歳以降である。

第四章で、ピアジェの認知機能を軸にした心理発達段階を紹介した。

彼は、子どもがどのような段階を経て外界と他人を認識していくかを四段階に分けて考えた。

その四つの段階は、

（1）感覚運動期（〇歳～二歳）
（2）前操作期（二歳～七歳）
（3）具体的操作期（七歳～一二歳）
（4）形式的操作期（一二歳～）

であった。

このうち、(1)感覚運動期では、まだ自分と外界の物が分離されていない。(2)前操作期では自分と外界の物、他者は分離されるが、認識は自分中心である(自分→他者)。(3)具体的操作期にいたって初めて、自分と対等の「他者」がいるという視点ができあがる。つまり、自分がいようがいまいが、外界に「物」はあり(自分⇕物)、だから、自分とは関係なく「他人」がいるという認識ができ(自分⇕他人)、さらに、「他人」が自分と同じ出来事を経験し、同じ感情を持っているはずだと理解し、であれば、その「他人」から見て自分はどうか？ という他者の視点を持てる(自分←他人)ようになる。こうして人は自己中心性から脱却し、社会的な相互作用を理解できるようになる。

これが、「相手の立場を推測する」という能力である。

†Dタイプの母親の認知機能は制限されている

Dタイプの母親は、自分の立場を子の立場に置き換えて子を思いやることができない。これが共感性の欠如のもとにあり、母性の欠如をもたらす。認知機能の発達が、(2)前操作期(二歳〜七歳)のレベルにとどまり、(3)具体的操作期以上に達していないのである。

知的能力が正常な子は、(2) 前操作期(二歳〜七歳)のレベルにとどまることはなく、自然に、(3) 具体的操作期(七歳〜一二歳)へと進んでいく。もし、七歳を越えても認知機能が(2) 前操作期にとどまっているとすれば、それは発達障害である。精神医学の診断基準を当てはめると、「軽度知的能力障害」〜「境界知能」となる。

「軽度知的能力障害」とは、精神年齢(社会的領域の理解)が小学校低学年程度で、一方、学習レベル(概念的領域の理解)はばらつきがあり、小学校レベルを維持することもある、という内容である。「軽度」なので、小学校高学年から中学くらいになるまでは親や教師から気づかれないこともある。

知的能力障害についての誤解を避けるために、少し詳しくなるが[表4]にその分類を示して、詳しく説明する。

知的能力障害(Intellectual Disability：一般には知的障害と呼ばれる)は1．軽度、2．中等度、3．重度、4．最重度の四つの段階に分類されている。一般の人が「知的障害」と理解しているレベルは、2中等度〜4最重度の重いほうのレベルである。一方、本書で扱う1．「軽度」知的障害のレベルは一般には障害と認識されていない。なぜなら、中等度、

表4　知的能力障害の分類

	参考IQ	社会的領域の知能	生活の自立度	一般的な障害の理解
境界域	70〜85	小学校レベル	〈自立生活可能〉 家事・子育てが可能なので母子関係が問題になる	
1. 軽度	50〜70	小学校レベル		一般の人は知的障害とは思っていない
2. 中等度	35〜50	就学前レベル	〈自立生活不可能〉 自立した生活ができずに、妊娠・出産・子育ての機会は少なく、母子関係が問題になることはない	一般の人が知的障害と理解しているレベル
3. 重度	20〜35	幼児から就学前レベル		
4. 最重度	〜20	寝たきり発語なし		

重度、最重度の障害レベルの人は、常に社会的な保護（親・施設・作業所・グループホーム）を必要とし、それがないと自立した生活ができないが、「軽度」知的障害の人は保護を必要とせず、自立して生活しているからである。また、重い障害があると妊娠、出産を経て母親になる機会は非常にまれで、母子関係が問題になることもまずない。母子間関係が問題になるのは、「軽度」知的能力障害に限られる。

［表4］には、境界領域の知能も合わせて記載した。専門家のためにもう少し詳しく述べると、本書でDタイプの母親と想定しているのは、軽度知的能力障害の中でも軽い部分（参考IQ＝60程度以上）から、境界知能領域

の一部（参考IQ＝80程度以下まで）を含む領域である。

また、表の「社会的領域の知能」とは対人相互関係の持ち方で、自分と相手の社会的関係を理解し、自分の立場と相手の立場を区別して、年齢相応の行動がとれるか否かという基準である。

†子に共感的反応を返せない母親　三つのエピソード

愛着関係を作る最も大切なものは、母親と子の共感性である。それが、愛着関係が成立する絶対条件である。しかし、共感は「相手の立場を推測する能力」がなければ、生まれない。Dタイプの母親には、この共感の欠如がある。簡単な例を示してそれを見ていこう。

a急に泣き出した赤ちゃん

それまですやすやと寝入っていた赤ちゃんが、急に泣き出した。それを見ていた母親はお腹が空いたのだろうか、オムツが濡れたのだろうか、あるいは寒いのか、暑いのか……と考えて赤ちゃんの心の状態を読み取ろうとする。ああそうかと、母親は原因を見つけ出して、赤ちゃんに声をかける。母親としてごくあたりまえの反応（共感性）だ。

しかし、Dタイプの母親の反応は異なる。母親のペースでおっぱいを飲ませたり、オムツ交換をしたりはできるが、子の心を読み取って、臨機応変にそれに応じようとはしない。子への共感がないので自分優先となり、泣いた子を「面倒」、「うるさい」とだけ感じてしまう。

b 沈んだ顔の女の子

たとえば、小学三年生の娘が夕方うなだれて帰宅したとする。いつもの下校時間より遅い。沈んだ娘の表情をみて母親は不安を感じ、学校で何かあったのか、下校途中で何かあったのかと推測を巡らす。そして、「元気ないね。何かあったの?」と尋ねるであろう。母親としてごくあたりまえの行動(共感性)だ。

しかし、Dタイプの母親は普段と違う娘の表情にまったく気づかないか、気づいても「元気ないね、まったく!」と怒るだけで、理由を推測しようとはしない。娘は自分を責めながら、一人ぼっちで時間を過ごす。

c 娘の初恋?

中学二年生の娘が、食卓で話し出す。「お母さん、Bクラスの○○君と帰りに一緒になった。すごくかっこいい子なんだよ……」とニコニコしている。母親は、初恋かな? と心配をしながらも娘のうれしそうな表情を受け入れ(共感性)、話を聞いてあげる。ごく普通の母娘の交流である。

しかし、Dタイプの母親は娘の喜びを受け入れられないばかりか、「ふん! 色気づいて、嫌だね」と返す。娘を「わが子」と見るよりも、同性のライバルと感じてしまうからである。

三つ例をあげたが、これらはすべて、相手の気持ちを推測する能力の欠如から起こる母子関係の不幸である。

繰り返される母親の言動から、子どもは心理的な傷を受ける。

（2）Dタイプの母親に育てられた子の心の傷

†「この詩に出てくる子は私です」

Dタイプの母親に育てられた子は、共感してもらった経験が乏しいので自我が不安定である。自分を肯定されない、自分を認めてもらえない、批判される、無視される。だから、自分が楽しんでいいのか、喜んでいいのか、自信がない。希望はもってはいけないような気がする。さらに、生まれてきてよかったのか、生きていていいのかと、不安を抱えている。子どもの心は深い傷に蝕まれている。

ある時、Dタイプの母親に育てられたクライアントが、「先生、この詩に出てくる子は私です」とコピーを差し出した。

アジア人で初めてノーベル賞（文学賞）を受けた、インドの偉大な詩人タゴールの詩だった。

「鳥の羽」という詩、母と幼児の会話を描いたものだ。そこには、幼な子が受けた心の傷が描かれていた。

鳥の羽

子供が駆け込んできて叫んだ、「みてよ、お母さん、みてよ。あたし、こんなもの見つけたのよ!」

彼女の眼は微笑みでかがやき、小さい赤いガラス玉の腕輪は喜んで手を拍った時にチリチリと踊って鳴った。そして彼女は母親の頸に腕をまきつけて叫ぶ、「みてよ、お母さん、みてよ。あたし、こんなもの見つけたのよ!」

それは金と青の色をした鳥の羽である。それは子供の耳に、空と雲の、巣と雛の叫びの、曙の喜びと飛翔の希望の物語をささやく。子供はその羽で頰をなでて、夢中になって叫ぶ。

「みてよ、お母さん、みてよ。わたし、こんなもの見つけたのよ!」

母親はそれを見て吹きだしていう。
「おや、結構な宝物をみつけたこと!」そして羽を投げすてて忙しく家事にとりかかる。
子供は翼の折れた鳥そっくりに床にくずおれる。彼女の眼の中の微笑は消えてしまった。しばらくして彼女は起き上ると、その羽を拾った。その時から彼女の宝物は、母親の眼からさえ隠されたのだ。

(タゴール詩集『黄金の船』山室静訳・グーテンベルク21 より)

透明感あふれる母への賛歌を遺しているタゴールだが、幼い頃に彼自身がこんな深い絶望を味わったことがあるのだろうか。Dタイプの母親を持つクライアントに接することの多い私にとって、この幼な子の傷はなじみのあるものだ。

Dタイプの母親に育てられた子は、幸せや希望を諦めて生きている。自分にはいいことはない、きれいなものや明るい希望は自分とは関係ない……と。

†枯れてしまった母の日のカーネーション

私のクリニックにうつ病で通院していた、ある三十代の女性の話である。

小学二年生の時、お小遣いをためて母の日にカーネーションを買った。玄関でそれを母親に差し出したら、忙しそうにしていた母は、「何？　こんなもの！」と言って、そのまま下駄箱の上に置いてしまった。翌朝も、次の日もそこに置かれたままで、花は枯れていった。

彼女は小さい頃から自分は価値のない人間だ、生きる意味はないと思ってきた。小学五年生の時の日記に「早くあの世に行きたい。いなくなってしまいたい」と書いた。そして、三〇歳を過ぎた頃、仕事が忙しくなってうつ病（燃え尽き症候群）になった。第一章で述べた、愛着関係のないうつ病である。

（3）子どもの心の傷、「反応性愛着障害」と「脱抑制型対人交流障害」

Ｄタイプの母親に育てられた子は、心に深い傷を負っているために、幼稚園・保育園や小学校低学年の頃に、養育者や周りの大人に対して他の子とは異なる不思議な反応を見せる。それが「反応性愛着障害」と「脱抑制型対人交流障害」である。

世界共通の診断基準であるＤＳＭ－５（『精神疾患の診断・統計マニュアル・第5版』）の診断基準に沿って説明すると、次のようになる。診断基準は重要な順にＡ、Ｂ、Ｃと三つある。

まず、「反応性愛着障害」の子の特徴は、基準Ａ：大人の養育者に対して、苦痛があっても訴えず、楽になろうとしない。それればかりでなく、たとえ苦痛から助けてもらっても喜ばない。これが一貫している。さらに基準Ｂ：他人と交流せず、一人でいることが多かったり、喜びを出さなかったり、養育者と一緒にいても落ち着かず、悲しみや恐れを見せている。その原因として、基準C：十分な養育を受けていないこと（ネグレクト）が考えられる。

第一章の、公園で怪我をして母親に泣きついた子どもの話を思い出してほしい。そこで一人遊びの子について触れた。その子のように愛着のない子は、転んでも泣かないし、助けを求めない。一人でじっと傷を見る。心を閉ざしてしまうのだ。

つぎに、「脱抑制型対人交流障害」の子は、基準A：見慣れない大人に躊躇することなく近づき、付いていってしまったり、過度に馴れ馴れしい態度を見せてしまったりする。そして、不慣れな環境で自分の養育者と離れた後でも、養育者のほうをふり返ろうとしない。さらに、基準B：脱抑制的な、突発的な行動がみられ、その原因として、基準C：十分な養育を受けていないこと（ネグレクト）が考えられる。

まとめると、「反応性愛着障害」の子は大人を恐れ、自分を隠して、一人でいる。一方、「脱抑制型対人交流障害」の子は、自分から大人に近づいていくが、それは愛着があるからではなく、ただ過度に大人に合わせようとしているだけである。

両方とも、愛着関係を築けなかった子どもの、孤独で悲しい反応である。これらの不思議な反応はなかなか理解されず、発達障害と誤診されてしまうことも少なくない。

(4) Dタイプの母親をもった娘の摂食障害〈模擬事例3-D〉

†Dタイプの母親が娘の摂食障害の相談にやってきた

これまでAタイプの母親に育てられた娘の摂食障害〈模擬事例3-A〉、Sタイプの母親に育てられた娘の摂食障害〈模擬事例3-S〉を提示してきた。以下、Dタイプの母親に育てられた娘の摂食障害〈模擬事例3-D〉を提示する。

家族構成、年齢は〈事例3-A〉、〈事例3-S〉と同じである。〈事例3-A〉と〈事例3-S〉は、母親と子どもの気持ちが通い合って回復したが、〈事例3-D〉にはそれはあり得ない。

大学二年生の長女(秋花《あきか》・二一歳)の摂食障害の相談に、母親がやって来た。母親は四六歳で主婦、父親四七歳・会社員、弟(一八歳)の四人家族である。

母親は話し始めた。

「娘が拒食症なんです。それで私も困っていて、どうしたらいいかと思って相談に来ました。もう長いんです。ずっとです。どうしたらいいでしょうか」

その質問には答えずに私が黙って待っていると、母親は続けた。

やっぱり、家族の問題なんでしょうか。心のトラウマでしょうか。夫はずっと仕事ばかりで、企業戦士です。言ってることがすぐ変わる。自分の都合のいいことしか言わない。娘には弟がいます。息子は高校生で、学校に通っています。娘は「お母さんが、わかってくれなかったからだ」と言います。確かに、私は娘の面倒をよく見てあげられなかったかも知れません。私の母も厳しかったです。小さい頃、私は母にずっとぶたれていました。母は、弟のことをかわいがっていました。「お前なんか何もできないで、ダメな娘だ、死んでしまえ」と言われて来ました。私が抱えているトラウマだと思います。今はもう歳をとってうるさくないけど……。一生懸命育ててくれましたが、呆けてしまって、優しくしなきゃいけないと思うけど、できない。母に優しくするにはどうしたらいいのですか？

この時点で、母親はDタイプであるとわかる。なぜなら、娘の病気の経過を時間軸に沿ってきちんと説明できず、言いたいことの文脈が乱れ、内容も外れてしまっている。娘のための相談なのに、いつの間にか自分の心配、自分の母親への不満になっている。つまり、自己中心性を脱していない。

このままでは、状況がつかめないままに相談が終わってしまう。Dタイプの母親の場合、一つ一つ具体的な質問をしないと問題の全体像が見えてこない。

「なるほど、難しい問題を抱えているのですね」と返して、質問を開始する。

「ところで、拒食症の娘さんはおいくつですか？」

えーと、二一歳です。大学二年生です。学校ではボルダリングをやっています。サークルがある日は夜遅くになります。運動やってまたやせていると思います。

「娘さんはどんな食事を摂っていますか？」

サークルがない日は、夕方帰ってきて、夕食は家族と一緒に同じものを食べますけど、あまり量は食べません。食べないで捨ててしまうこともあります。せっかく私が作ったのに……。

私は「娘さんは、いつ頃からやせ始めたか」など具体的な質問をつなげて、以下のような情報を得た。

秋花さんがやせ始めたのは中学二年生の時で、「ずいぶん、やせた」と言う。しかし、当時の体重を母親は覚えていなかった（この相談の三週間後に秋花さん自身が来院して、当時、一六一センチで三五キロだったと報告した）。生理が止まり婦人科を受診してホルモン剤を飲み、精神科を受診して拒食症（神経性無食欲症）と診断された。高校一年生の時もやせて、母は「どのくらいだったかは覚えていないけど、一カ月くらい入院した」（秋花さんの報告では三二キロまでやせて、大学病院の内科に二カ月入院）と言う。

それから受験勉強をがんばって大学に入った。受験勉強中はあまり心配していなかった（同じく秋花さんによれば、高校一年の時の入院では四〇キロまで体重が戻らないと退院させないと言われ、その時は食べた。高校二年で二回目の入院をした。受験勉強の頃も拒食症が続き、体重は三七キロ付近を前後していた。これまで過食になったことはない）。

私は、最後に二、三の質問を追加して確かめる。

「お母さん、秋花さんには反抗期はありましたか？」

反抗期ですか？　ええ、ありました。小学校の時、私の言うことを聞かなくなって学校に行かなかったことがありました。

「中学、高校では？」

それはありませんでした。

「最近の娘さんの様子はどうですか。どんな会話をしましたか？」

『お母さんは何も言ってくれない。無視されている』と言われました。私はそんなつもりないのに、そう言ってくるんです。やっぱり私が悪いんでしょうか？

娘は授業にはきちんと出ています。大学まで一時間くらいかかるんです……。

Dタイプの母親は会話量は多いが、含まれている情報量は少ない。自分の気持ち（心配、不平、不満、愚痴）が多く、具体的な情報はあまりないのだ。

聞き取った内容をまとめると、次のようになる。

①中学二年の時に、拒食症が発症し、これまで二回の入院がある（母親は一回しか覚えていない）。

②受験勉強の時は、「がんばっていた」が拒食症は続いていたと推測される。

③大学生になっても症状に大きな変化はなく、拒食症が続いている。

中学に入学するまで秋花さんがどんな学童期を過ごしていたか、聞いても母親からの情報はほとんどない。口答えをする時期があったようだが、問題は起こしていない。不登校もなかった。成績は良かった。「クラスで一番だった」と言う。

家族の中にいても、精神的には独りぼっちの秋花さんの姿が浮かんできた。

†子ども中心の治療に切り替える

Dタイプの母親と娘との間には、愛着関係は成立していない。だから、もし母親の理解が変わったとしてもそれが娘に伝わらないし、もちろんそれ以前に母親の変化は期待できない。母親を通じて娘の治療を行うのは、不可能である。

解決法は、母親経由ではなく子ども自身に直接働きかけることである。

私は、娘さんのカウンセリングを提案する。

「お母さんも、いろいろと心のストレスを抱えてきて大変でしたね。娘さんの拒食症の経過がよくわかりました。娘さんも苦しんでいるでしょうね。この場合、直接娘さんのカウンセリングを始めた方がいいと思いますが、いかがですか。娘さんは来られますか？」

「そうですよね。娘が来た方がいいですよね。わかりました。そう言います」

母親は、あっさりと提案に賛成した。

第一回目の相談は、そうして終わった。

†拒食症になった理由は「やせたかった訳ではない」

母親の相談から三週間後、秋花さんが診察にやって来た。

秋花さんが摂食障害になった理由は、親への反抗でもなく、「やせてきれいになりたい」というダイエットがきっかけでもなかった。

彼女にどうして食べなくなったのかと聞くと、こう答えた。

急に食欲がなくなったんです。空腹も感じませんでした。以前通っていた精神科の先生にも、「太りたくなかったの？　ダイエット？」と聞かれましたが、そんなつもりはありませんでした。私はやせてしまってガリガリの体でした。食べて元の体に戻したかったです。でも、食べられませんでした。やせてしまいました。

秋花さんの無食欲症は、おそらく長期にわたる慢性的な疲労が原因であった。母親に何かを求めてもスルーされ、気持ちを理解されず、時には理由もなく拒否されて、心の安心を保障してくれる愛着関係を築けなかった。そのため独りぼっちの緊張と不安が彼女に心的な疲労を蓄積し続け、身体的な疲弊をもたらした。

Ａタイプの母親の下で育った春菜さんは、「食べない方が体が軽くて、気持ちよかった」からダイエットを続けたと述べた。それは、がんばるための拒食である。がんばれなかったらどうしようという恐怖が、背景にある。

Ｓタイプの母親の下で育った夏美さんは、「ぽっちゃりしているね」と言われたことを気にしてダイエットを始めた。しかし、本当の理由は思春期に移れず、学童期のがんばりを続けるための拒食であった。

ところが、Ｄタイプの母親の下で育った秋花さんは、理由もなく、ただ「急に食欲がなくなった」のである。

春菜さんと夏美さんの心には「太ってはいけない」という、がんばるための心理的な理由がある。秋花さんには、それがない。

精神医学の世界共通の診断基準であるＩＣＤ－10（国際疾病分類第10版）の拒食症（神経性無食欲症）の診断基準には、体重減少（標準体重のマイナス一五パーセント以上の低下）などと並んで、「肥満への恐怖が存在する」ことが必須条件としてあげられている。春菜さん（Ａ）と夏美さん（Ｓ）にはそれがある。太る自分が許せない、太るとだらしない、太ると嫌われる……などである。一方、秋花さん（D）にはない。むしろ、彼女は「食べて元の体に戻したかった」と述べている。だから、秋花さんは正確に言うと拒食症（神経性無食欲症）とは診断できない。症状は似ているが、心理的なストレスの内容がまったく異なるのだ。

さて、秋花さんは思春期の年齢になって拒食症になったが、彼女の乳幼児期と学童期はどうだったろうか。

幼稚園の頃、無邪気に遊び回る友だちを見ながら、秋花さんはどうふるまったらいいのかわからず園庭の隅で固まっていただろう。

小学校の時、彼女は優等生であった。なぜかというと言われたことをきちんとやるしか生きる術がないので、その通りにこなしたからだ。彼女にとって家の中よりは学校のほうが少し生きやすかった。学校にはルールがあって、それに従っていれば、先生にほめられたからだ。

家の中では、ルールは通用しなかった。母親は気まぐれで、場当たり的だった。自分が甘えようとしてもスルーされて面倒臭そうな顔を見せる。理由はわからないまま、母の激しい怒りを浴びることもよくあった。だから、彼女はずっと「自分は母に嫌われている」

と思っていた。そして「親が認めてくれないダメな子、がんばりが足りない子」という自己イメージを強めていった。

生きるために、言われたことをこなし、目の前の義務を果たすしかなかった。しかし、中学生の時にそのエネルギーが途切れてしまった。食欲がなくなった。

受験勉強は、彼女が自分にさらなるがまんを強いる時間であった。だから、彼女は孤独にがんばった。何も期待しないがまんと義務の遂行が、彼女の目的であったろう。大学生になって彼女はボルダリングのサークルに入って「がんばっている」が、そこにもやはり楽しみはない。ただがんばっていれば自分が生きているのが許されるような気がするから、そうしているだけである。

独りぼっちの回復

秋花さんの、月一回のカウンセリングが始まった。一回目と二回目のカウンセリングで、彼女は自分が生きている辛さ、恐怖を語った。

朝起きると、恐いんです。

大学に行かないとならないと緊張して、顔を洗ってメイクして……と頭の中で考えて、ベッドから出ます。朝食は喉を通らないです。昼間は授業とサークルをこなして、夜、家に帰ってきます。一人で部屋にいると、「こうしていていいのだろうか」とまた恐くなります。

小学生の頃から夜は恐くて何度も目が覚めて、眠れずにただ目をつぶっていました。

小学生の頃の母親について、私が尋ねる。

「小学生のころ、あなたは自分のお母さんのこと、どんなお母さんだと思ってましたか?」

母親は優しい人、ご飯を作ってくれます。時々、ガーっとなって怒鳴られたけど、機嫌が悪いんだと思って、理由は考えないことに決めていました。でも、それ以外は優しい人。勉強しろとか、こうしろ、ああしろとはうるさく言われなかったから……。

母親のことを「ご飯を作ってくれるから優しい人」とは、愛着関係を持った子どもは決して言わない。母が子どもにご飯を作るのは、当たり前のことだからだ。自分の母親が子どもに無関心な冷たい人だ、いつ捨てられてもおかしくない、秋花さんは心のどこかで知っていたのだろう。彼女の底知れない恐怖がそこにあった。でも、そう考えたら、子どもは生きてはいけない。この世との唯一のつながりが途切れてしまうからだ。秋花さんは、母親のことを「優しい人」と思おうとした。その理由をご飯に見つけたのである。

人は誰も助けてくれない、自分はずっと独りぼっち、暗闇の中、恐怖の崖っぷちを見ないようにして生きる。それが彼女の緊張の人生だった。彼女は目が覚めて現実を見るのも恐かったし、人と会うのも恐かったし、通学の電車に乗るのも恐かったし、大学も恐かった。家に経済的な余裕がなかったわけではないが、母親の気まぐれだったろう、「学費くらい自分で稼ぎなさい」と言われて、彼女はアルバイトを二つかけ持ちしていた。その職場も恐かった。

小さい頃に母親から安心をもらえなかった恐怖は、世界中のあらゆるところに広がるのである。

恐怖を抑えて生きていくためには、何か目先のことに耐えていないとならない、耐えるものがあれば目標ができ、それが唯一の自分の支えになる。だから、彼女は目の前の義務をこなす。幼稚園、小学校、中学、高校、大学と完璧な優等生として人生をこなしてきた。

秋花さんが回復するためには、心に刻み込まれた恐怖と向かい合わなければならない。

（5）Dタイプの母親に育てられた子が生まれ変わる

†生まれ変わるための五つのステップ

Dタイプの母親をもった子の治療は、生まれ変わることである。一度心が死んで、もう一度乳児期からを生き直すことで、愛着関係を築き直す。そのためには、これまでの事例（Aタイプ、Sタイプの母親）で示してきたような傾聴と受容を中心としたカウンセリングでは不十分で、治療者が、もう少し積極的にクライアントの心の中に入っていく技法（介入技法）が必要になる。その治療には、五つのステップがある。

三回目のカウンセリングから、その旅が始まった。

〈ステップ1〉出自の秘密を知る

秋花さんの治療の第一ステップは、自分の出自の秘密を知ることである。それは、母親に軽度知的能力障害があり、子どもの心を理解できなかったことだ。そのために愛情、母性をもらえなかったという事実だ。

しかし、それを知ることは、母親の愛情を信じようとして生きてきた秋花さんの人生そのものが壊れてしまう危険がある。それほどにこの事実は重い。

私は、慎重にカウンセリングを進めていった。

「小さい頃、お母さんに相談したことありますか？」

あまりないです。

「どうして？」

心配かけると、母が不機嫌になるからです……。

「でも、子どもってみんなお母さんに相談しませんか？」

知っています。友だちはお母さんに何でも話していると知って不思議だったです。それからは、ウチは他の家とは違うんだと思いました。

「お母さんに、気持ちをわかってもらった体験はありますか？

たとえば、友だちとけんかして落ち込んでいる時に『どうしたの？ 秋花ちゃん、元気ないじゃない』って聞かれて、お母さんに話して元気になったとか、そういう体験です」

それは、ないです。……。

「お母さんは、子どもの気持ちを推測して子どもの心を支える力がないのかな。その能力は母性って言うのだけれど」

母性？……ないと思います。

それから一カ月後のカウンセリングで、私はまた質問する。

「お母さんは、家事はきちんとできる人ですか？」

はい。きちんとやっています。

「掃除はどうですか？　家の中はきれいでしたか？」

掃除は苦手だったようです。結構、乱雑です。ゴミがたまっているし。

「料理はどうでしたか？」

ちゃんと作っていました。よくやっていたと思います。

「秋花さんは自分で料理しますよね」

ええ、やります。

「秋花さんの自分の料理と比べて、お母さんの料理はどうですか？」

……あまり美味しくないです。味が濃すぎたり、薄すぎたり……レパートリーもいつも決まっていて……。

「そうですか。お母さんは、家事の能力が少し低かったかもしれませんね」

ええ、そう思います。


次のカウンセリングで、私は伝える。

「秋花さんのお母さんは、残念ですけれど、子どもの気持ちを推測する能力が弱いです。だから、あなたは十分な母性をもらっていません。小さい頃から、心はいつも独りぼっちだったと思います。それから、お母さんは家事の能力も低いですね。総合的にみると、お母さんにはごく軽い発達障害があると思います」

発達障害ですか！……。

ああ、そうですか。ええ……、ええ……そうですか。

発達障害の意味は伝わったようだ。しかし、混乱して何と言葉を返していいかわからず、彼女は黙ってしまった。しばらくの沈黙の後に、私は伝える。

「正確に診断すると、軽度知的能力障害と言います」

私は、軽度知的能力障害の特徴として、相手の気持ちを推測できない、家事の能力が低い、自分中心で対人関係で未熟な言動などがみられる、と詳しく説明をする。

そうですか……。

それは生まれつきですか？

「はい、残念ながらそういう障害です」

わかりました……。

「秋花さんは、小さい頃から苦労しましたね」

彼女は黙って涙を流していた。そして、最後にこう言った。

ありがとうございます。

すっきりしました。大変なことですね……でも、知ってよかったです。

〈ステップ２〉精神が崩壊する（心が死んだ）
次回、一カ月後、彼女は自分から話し始めた。

最初のステップを通過して、その後しばらくは私は介入技法を止めて、傾聴と受容のカウンセリングに切り替えて秋花さんに向き合う。

あれから二日間、放心状態でした。動けませんでした。

大学を休みました。初めてです。

自分一人で二〇年間、解けない、解けないと思って来た問題が片っ端から解けていきました。

それが楽になっているようでもあり、すごく恐くて恐くて、震えていました。

それから、とてもとても強い疲れが出てきて、何日も続きました。昼寝、夜寝、朝寝をして、それでも疲れが取れなかったです。一週間くらい経って、ある朝、フワーッと体が軽くなってさっぱりした気分になりました。

いろんな気分が、行ったり来たりしています。糸の切れた凧のように宙を漂っています。ここ一カ月、自分が生きてきた支点を失ったようです。

ただ、以前のようにずっと落ち込んでしまうことはありません。

たくさんのことを思い出して、たくさんのことがつながっていきました。

母のことを言われた時は、先生に荷物を降ろしてもらいました。あれから一人で二〇年をふり返って、自分でも荷物を降ろしました。もう思い残すことはないです……、死にたいです……。

私はうなずいて、ただ黙って聞いていた。

〈ステップ3〉過去の記憶と感情が走馬燈のように

先日、家族四人の食卓で、私は家族を眺めていました。食事を待っている間、食事をしている間、みんなバラバラでした。その中で私の居場所はありませんでした。食事の時はよく叱られました。あの人（母）が興奮して見境がなくなると、止まらなかったです。私は黙って終わるのを待っていました。両親の言い争いも多かったです。自分の小さい頃からの緊張がわかりました。それで、私はずっと食欲を満たされていなかったのかも知れません。

小学校に入る前、家族でプールに行きました。そこであの人にプールに突き落とされたのを思い出しました。以来、水が恐くなりました。水泳の時間になると、動悸がして呼吸が苦しくなりました。私は、母が「私に水泳を覚えさせようとして、そうしたんだ」とずっと思ってきました。でも、あれはあの人が衝動的にやったんだろうと思います。私が何かでぐずぐずしていて、あの人がイライラしたのか……ずっとひっかかっていた水に対する恐怖心が解けました。

小学生の時、私はいじめに遭っていました。給食にゴミを入れられて、ずっと食べていませんでした。あの人はPTAをやったりしていたのに、何も気づきませんでした。私もあの人には相談しませんでした。

小学校二年の時、友だちが遊びに来て、あの人のことを「何を言っても、ダメ、ダメって言うね」と言われたのも思い出しました。私は、普通の家庭を知らないです。あの人の教育は、子どもを否定することだったな、と思います。

いろいろなことを思い出して、怒りが止まらなくなりました。なんで！　なんで！って繰り返していました。

プールのことを母に言いました。母は、「そんなことあったの？」と覚えていませんでした。「どうせ言ったって分からない人、通じない人」なのですが、怒りが止まらなかったです。

秋花さんに、様々な記憶と感情が次々フラッシュバックして、止まらなかった。すべて心の隅に押し込めてきたものである。そうして、数回のカウンセリングが過ぎていった。

〈ステップ4〉「たった一人」から復活する心

私の中で母への恐れ、恨み、怒りがなくなってきました。

もういいです。あの人（母）のことを、もう考えなくなりました。あの人は心配症でした。それもただ自分の心配、気まぐれ、暴発です。私は、話を聞いてもらったことがないです。

緊張が消えました。

今、私は一人でいることが快適です。たった一人です。

自分でいられる安心、いるだけで幸せと思います。

カウンセリングで、自分の人生を客観的に見られるようになりました。私の人生は、辛く悲しいものだったです。それがわかりました。ばかばかしくなって、腰が抜けました。小さい頃からずっと死ぬことばかり考えていたけど、自分の辛さがわかったから、わざわざそのために死ぬほどのことでもないな、と思いました。

ずっと気分の深いところにあった悲しみを、ここ二、三週間、感じないことがあります。自分の胸のあたりに、ぽやぽやと温かい感じが出てきます。

運転免許を取ろうと思って、教習所に通いはじめました。写真を撮って昔の学生証の写真と見比べました。ぜんぜん顔が違う。昔は緊張して縮こまっている顔、今は穏やかで、微笑んで、「自分だーー!」と言っているような顔です。

時々、まだ朝の不安感、焦燥感、恐怖は感じるけど、ベッドから出るとそれがスーッと消えていく。その時、自分の意識が空を飛んでいる感じがある。幽体離脱みたいな……。

〈ステップ5〉愛着の再構築

小さい頃から慢性の便秘がありました。精神的な緊張のせいとずっと思ってきたけれど、自分で体調を整えて便意を感じるようになったら、便秘は解消しました。ああ、トイレットトレーニングをしてもらっていなかったんだなと、わかりました。

それから、不思議なことが起こりました。小さい頃からあった卵アレルギーが消えたんです。食べても湿疹、蕁麻疹が出ない。美味しいアイスクリームをぞんぶんに食べられる。もう気にしない、美味しい、うれしい。

何か人生の意味を見つけようとしてきたけど、人生の付加価値じゃなくて、私が生きていることに価値があると思ったら、心が穏やかになりました。

それから、人が恐くなくなりました。

アルバイトの職場がずっと恐かったけれど、そうではなかったです。

先日、仕事に追われて「すみません。助けてください」と言ったんです。そう言えたのは生まれて初めてで、自分でもびっくりしましたが、そうしたら、皆がわいわい集まってきて、助けてくれました。

あとで、「どうしてみんなあんなに親切なの?」と聞いたら、「あなたは、いつもみんなのことを気づかって仕事しているからだよ。みんな感謝している。何かの時はあなたに恩返ししようと思ってるんだよ、わからないの?」と言われました。

涙があふれた。生まれて初めて人前で泣きました。

秋花さんは母親と離れて、自分一人で、人との愛着を作り上げた。

(6)「心の死」が愛着を作り直す

愛着障害をもった人が、独りぼっちでこの世への愛着を作り直す。そのためには、事例にあげたようなプロセスが必要である。その要は「心理的な死」の体験である。

心が死ぬことによって、肉体的な「生」だけの状態に戻る。本人はもう、がんばって生きようとは思わない。しかし、ただ体だけは本能にしたがって生きようとする。その状態が心理的な死である。それは、生まれたばかりの赤ちゃんと同じ状態だ。

その状態から、真っ白な心は再び動き出し、母親からもらえなかった愛着を自分で作り出す。

〈事例3－D〉では、ステップ2(精神の崩壊)で、突然に心理的な死が訪れた。続くステップ3(記憶と感情の整理)は、実際に心がこの世から死んでいくプロセスが語られている。それは、たとえば、不治の病で余命宣告された人が、ベッドの上で自分の一生をふり返り、心を整理して、静かに死を迎えるのと同じプロセスである。秋花さんは、自分の人生をふり返り、緊張を解き、怒りを放出し、恐れが消え、すべてはそうだったのだと諦めて、そして、心は空白になった。

ステップ5（愛着の再構築）では、まず体が動き出す。トイレットトレーニングを一人でやり直して、便秘が解消した。ついで、卵アレルギーも解除されて、食欲が再起動する。「秋花ちゃん、美味しいね」とは、誰からも言ってもらえないけれど、彼女は自分にそう言ってあげたに違いない。感覚、感情の確認につづいて、人との愛着、人への信頼が回復する。それを彼女は、母親からではなく、職場の同僚から受け取った。

こうして、愛着障害は治癒した。

(7) Dタイプの母親と子ども虐待との関係

†受けた心の傷は「心理的虐待」に当たるか?

秋花さんは、母親から無視され、理由のない暴言を吐かれてきた。だから小さい頃から心を閉ざし、独りぼっちで生きてきた。底知れない不安と緊張である。

この彼女が受けてきた「養育」は、果たして虐待に当たるだろうか?

虐待の法律的な定義は、『児童虐待の防止等に関する法律』(平成一二/二〇〇〇年)の第二条にあげられている。つまり、

「児童虐待」とは、保護者(親権者)がその監護する児童(一八歳未満)について行う次に掲げる行為をいう。

1 身体への暴行(身体的虐待)

2　児童へのわいせつ行為と、わいせつ行為をさせること（性的虐待）
3　心身の正常な発達を妨げる減食・長時間の放置（ネグレクト・養育放棄）
4　著しい暴言・著しい拒絶的対応・著しい心理的外傷を与える言動を行うこと（心理的虐待）

秋花さんは上記の「1　身体的虐待」や「2　性的虐待」は受けていない。ご飯を作ってもらえて、学校にも行かせてもらっていたから「3　ネグレクト・養育放棄」もなかった。

問題は、「4　心理的虐待」に当たるかどうかである。

子どもの側から見れば、「拒絶的対応」は日常的だった。彼女が母親に何かを求めても、母親はまったく反応してくれなかった。そのスッと無視するような態度が、子どもの心に傷を残す。これは、「拒絶的対応」に当たるのかもしれない。一方、「暴言」は日常的ではなかったが、時に激しいものがあった。「母が興奮して見境がなくなると、止まらなかった。私は黙って終わるのを待っていた」と述べている。母親はそれを覚えていない。

日常的な無関心と時に見せる激しい暴言が、秋花さんの心の深い傷となった。その結果、彼女は重症で、非定型的な神経性無食欲症になってしまった。それが七年間続いた。これを「著しい心理的外傷を与え」られた結果と考えれば、彼女は心理的虐待を受けてきたと言えるだろう。

私はたくさんの子ども虐待事例に関わる機会があったが、「1　身体的虐待」「2　性的虐待」「3　ネグレクト」は、目に見える傷跡を残すので関係者（支援者）にもわかりやすい。しかし「4　心理的虐待」だけは、起こっている場合は見逃されていることが多い。

†子ども家庭支援センター一〇〇例の統計

私は都内のある区の「子ども家庭支援センター」で、平成二〇年からこれまで八年間にわたり子ども虐待の事例検討を続けて来た。子ども家庭支援センターとは、児童相談所や保育園、学校と連携を取りながら虐待を受けている「要保護児童」を早期に発見し、適切な保護を行うために市区町村に設置されている機関である。

事例検討会では、児童相談所や子ども家庭支援センターに虐待の「通告」・「通報」があった子どもとその養育者について、一つの事例に二時間をかけて詳しく分析する。保育園や学校からの聞き取りや親や子の面接記録を調べ、実際に面接を行った担当者から話を聞き取る。

そして、

1 子ども虐待が実際に起こっているのか、あるとすれば、虐待の内容と重症度はどの程度か？

2 その家庭で虐待が起こっている主要な原因は何か？

3 母親（養育者）の抱えている問題（母親のタイプ）は何か？

などを検討して、

4 今後の方針（家庭、養育者、子どもへの支援）を立てる。

これまで約一〇〇事例の検討を行ってきたが、虐待を行っている母親の約八割はDタイプの母親である。ついで多いのは、幼少時に虐待を受けて育ったAタイプの母親（一割）で、Sタイプは少ない（一割以下）。

虐待する母親の性格傾向や年齢、経済的背景については多くが報告されているが、では、どうしてその母親が子どもを虐待するまでに至ってしまうのか、という心理的分析に焦点を絞った分析はあまり多くない。私は心理的な要因の最大のものはDタイプの母親の持っている問題だと思っているのだが、こういった理解は専門家の間でもあまり一般的ではないようだ。

以下、厚生労働省が公表している子ども虐待についてのデータを分析して、「虐待をする母親にはDタイプが多い」ことを検証してみようと思う。

†「子ども虐待による死亡事例」厚生労働省の統計を分析する

厚生労働省は毎年、「子ども虐待による死亡事例等の検証結果等について」という報告書を公表している（以下、報告書）。そこに記載されている内容から、虐待をした母親（実母）のデータを抽出して、母親のタイプを考えてみる。

報告書は子ども虐待の死亡事例について、厚生労働省が都道府県の主管課を通じて、子どもの状況、虐待を行った者の状況、養育環境などについて調査し、まとめたものである。

調査は、平成一五年（二〇〇三年・第一次報告）から毎年行われているが、調査方法の一部が変更されているので、比較可能な第三次報告（調査期間：二〇〇五年一月）から第一一次報告（調査期間：二〇一四年三月）の実母に関するデータを取り出して解析する。

報告書では、①母親（養育者）が子どもを虐待して死なせてしまった事件と、②母親（養育者）が子どもを道連れに心中したという事件を一緒に調査している。

前者を①「心中以外の虐待死」、後者を②「心中による虐待死」として分けている。

子どもが母親によって「殺されてしまった」のは共通であるので、このような分類が行われているのであるが、現場の立場で言うと、子どもを虐待死させてしまう母親（①心中以外の虐待死）と、子どもと心中してしまう母親（②心中による虐待死）とでは、母親のタイプはまったく異なるので、同じ「虐待死」と分類されると違和感もある。

†子ども虐待死事件の母親タイプを推測する

私の現場の経験と報告書から、子どもを死亡させてしまう母親のタイプを推測してみると次のようになる。つまり、

①「心中以外の虐待死」子どもを虐待して死なせてしまう母親は、子との間に愛着関係を持っていないDタイプの母親であり、

②「心中による虐待死」子どもを道連れに自殺（心中）してしまう母親は、正常な愛着関係を持っているAタイプの母親であると考えられる。さらに、母親はうつ病を患っていただろうと推測される。Aタイプの母親が自殺を考えたとき、「子どもを残しては死

表5 虐待死に到る母親の2つのタイプ（現場からの推測）

	母親のタイプ	愛着関係	母親の精神疾患
①心中以外の虐待死	Dタイプ	× 子の気持ちを読み取れず、愛着関係を作れない母親	軽度知的能力障害
②心中による虐待死	Aタイプ	◎ 子との間に正常で豊かな愛着関係を作れる母親	重症うつ病

ねない、子を殺してから死のう」となる。母子に愛着関係があるからこそである。

まとめると、現場からの（私の）推測は［表5］のようになる。

この推測が正しいかどうか、報告書の実母に関するデータを抽出して統計解析を進めて検討してみよう。

†報告書を読む

まず、全体の死亡数の統計を見てみる。

第三次から第一一次報告の期間中（二〇〇五年一月〜二〇一四年三月）に、

①「心中以外の虐待死」によって死亡した子どもは、五〇七人で年平均五六人である。死亡原因となった主な虐待の種類は「身体的虐待」が最も多く（六割〜七割）、次いで「ネグレクト」が一〜三割を占めている。虐待の主たる加

害者は、「実母」が五五パーセント、次いで「実父」が一六パーセントであり、「継父」や「実母の交際相手」などが続く。

一方、同じ期間中に、

②「心中による虐待死」によって死亡した子どもは四一九人で、年平均四七人である。虐待の「加害者」は実母が六七パーセント、ついで実父が二〇パーセントである。

以下、本書では実母のデータだけを取り上げて解析を続ける。

報告書には、「養育者（実母）の心理的・精神的問題等」について記載した項目がある。そこで、①「心中以外の虐待死」を起こした母親と、②「心中による虐待死」を起こした実母の特徴が比較されている。そのまま引用すると次のようになる（改行と文中の①②は筆者が挿入）。

養育者（実母）の心理的・精神的問題等について、

平成25年度に把握した①心中以外の虐待死事例では、「養育能力の低さ」が12例（33・3％）と最も多く、次いで「育児不安」が8例（22・2％）であった。「育児不

安」や「養育能力の低さ」は第3次報告から継続して多い傾向にあり……（中略）

平成25年度に把握した②心中による虐待死事例では、「精神疾患（医師の診断によるもの）」が8例（29・6％）で最も多く、次いで「育児不安」が7例（25・9％）であった。第3次報告から第11次報告の推移をみると、「育児不安」、「精神疾患（医師の診断によるもの）」、「うつ状態」などが継続して多い傾向にある。

なお、「養育能力の低さ」とは、子どもの成長発達を促すために必要な関わり（授乳や食事、保清、情緒的な要求への応答、子どもの体調変化の把握、安全面への配慮等）が適切にできない場合としている。

（『厚生労働省・子ども虐待による死亡事例等の検証結果について』第一一次報告・平成二七年一〇月、P．39より）

育児不安は共通であるが、①心中以外の虐待死の母親は「養育能力の低さ」が目立ち、一方、②心中による虐待死の母親は「精神疾患」、「うつ状態」があることが特徴的なことがわかる。

ついで、虐待死に至ってしまった加害者側の動機を比較してみよう。この項目は実母だけのデータがなく、加害者全体の統計である。

①「心中以外の虐待死」では動機は、「保護を怠ったことによる死亡」＝ネグレクト：一五パーセント、「しつけのつもり」＝身体的虐待：一二パーセント、「泣きやまないことにいらだったため」＝身体的虐待：九パーセントなどが多い。一方、

②心中による虐待死の動機は、「保護者自身の精神疾患、精神不安」：二三パーセント、「経済的困窮（多額の借金など）」：一二パーセント、「夫婦間のトラブルなどの家庭の不和」：一二パーセントが多い。

ここまでのデータで実母の心理的・精神的問題と加害動機の内容を比較すると、①「心中以外の虐待死」を起こした母親がDタイプの母親であり、②「心中による虐待死」を起こした母親はAタイプの母親がうつ病になって子を道連れにしたとの、最初の本書の推定と矛盾するところはない。

†データを解析してみる

以下、さらに同報告書のデータを統計的に解析し直して比較してみる。

報告書には、ａ実母の心理的・精神的問題として二三項目の調査データと、ｂ実母の周産期の問題として二六項目の調査データが載っている。

ａ実母の心理的・精神的問題とは：育児不安が強い、産後うつ、感情の起伏が激しいなどである。

ｂ実母の周産期の問題とは：切迫流産・早産があった、妊婦健診が未受診、アルコールや喫煙の常習があったなどである。

これら計四九項目のデータをカイ二乗検定を用いて、①「心中以外の虐待死」を起こした母親と、②「心中による虐待死」を起こした母親との間で比較した。

すると、次のような両者の特徴が得られた。

結果１　①「心中以外の虐待死」を起こした母親は、②「心中による虐待死」を起こした母親と比べて、以下の問題を抱えていることが統計的に有意に多かった（$^{**}p<0.01$　$^{*}p<0.05$）。

ａ心理的・精神的問題：

衝動性が高い*

攻撃性が高い**
怒りのコントロール不全**
感情の起伏が激しい**
依存性が高い**

b妊娠・周産期の問題：
養育能力が低い**
喫煙の常習がある**
アルコールの常習がある**
のぞまない妊娠／計画していない妊娠である**
母子手帳の未発行がある**
妊婦健康診断が未受診である**
子に予防接種を受けさせていない（未受診率が高い）**
胎児虐待がある**
墜落分娩がある**

結果2　②「心中による虐待死」を起こした母親は、①「心中以外の虐待死」を起こした母親と比べて、以下の問題を抱えていることが統計的に有意に多かった（**p＜0.01）。

うつ病などの問題で医師の診断を受けている**

うつ状態がある**

自殺未遂の既往がある**

①「心中以外の虐待死」を起こした母親の心理的問題で、「衝動性が高い、攻撃性が高い、怒りのコントロール不全、感情の起伏が激しい、依存性が高い」などの特徴は対人関係で自己中心性を脱却していないことを表している。妊娠・周産期の問題で、「喫煙の常習がある、アルコールの常習がある、母子手帳の未発行、妊婦健康診断が未受診、胎児虐待」などは、養育能力の低さと、子（胎児）への愛着が欠けているか、弱いことを表しているであろう。

②「心中による虐待死」を起こした母親が、うつ病などの精神疾患を抱えていたことがわかる。一方、彼女たちには、養育能力の低さや、アルコールの常習や母子手帳の未発行、妊婦健康診断の未受診、胎児虐待など愛着関係の不全を推測させるデータは見られない。

以上の統計データの解析から、①「心中以外の虐待死」を起こした母親がDタイプの母親で養育能力が低く、愛着関係に乏しいこと、一方、②「心中による虐待死」を起こした母親はAタイプの母親で養育能力には問題がなく愛着関係があり、うつ病かそれに近い抑うつ状態を抱えていたことがわかり、当初の推測と一致するのがわかる。

(8) 被虐待体験のある母親は、子に助けられて回復していった

†被虐待児に共通の心の傷

〈模擬事例3－D〉の秋花さんのようにDタイプの母親に育てられた子は、豊かな母性(愛着関係)を知らないままに大人になるので、いつも心の奥底にとらえどころのない不全感を抱えて生きている。

エリクソンが青年期の心理発達課題とした「自我同一性の確立」は、彼らにはない。なぜなら、最初の愛着関係がなければ、エリクソンの心理発達の初期条件「基本的信頼」は確立されず、以後の心理発達も正常に進まないからだ。そのために彼らは社会の中で自分が誰なのかを知らないし、自他ともに認めるような自我を持っていない。足場のないまま、浮き草のように社会の中を漂っている。

秋花さんは外から見れば軽い心理的虐待（ソフトな虐待）を受けただけと見えるが、その心の傷は深く、それは被虐待児（者）に共通の傷でもある。なぜなら、身体的虐待には必ず暴言や脅しという心理的虐待を伴い、ネグレクト（養育放棄）には無関心・無視が伴い、性的虐待は言うに及ばず、虐待は子の心に深い傷を残すからである。

愛着を求める子どもの心を踏みにじるような母子関係、子どもの素直な愛情を無視するような母子関係がどんなものであるか、コフートの自己心理学に沿って見てみよう。

†「健全な自己愛」（コフート）は、どのようにして成長するのか

母親が子どもの気持ちに反応してくれないと、子は「自己愛」という健全な自分への愛情を育てることができない。そういう人は生涯にわたって自分を卑下し、自分に自信を持てない抑うつ的な性格になってしまう。そう分析したのは、「自己心理学」を打ち立てたハインツ・コフート（Heinz Kohut, 1913-1981）である。

人の心の発達、心の構造を体系的に説明したのはフロイトの欲動論（性的なエネルギーであるリビドーが心の発達を促す）に始まるが、その精神分析理論はコフートのとなえた自己心理学で大きな修正を受け、現実に適用できるようになった。現在では、これが精神分析の標準的な理論となっている。

コフートは、「健全な自己愛」の成長は、子どもが生まれながらに持っている自分への愛情、つまり「僕は偉いんだぞー！」、「わー、私すごいよ、生まれてきたよ！」という気持ちを、母親が受け入れてくれるか否かにかかっているとした。「自分は能力があり完全で、その自分をほめてもらいたい」と思うのは人間の根本的な欲求で、彼はそれを「誇大的自己」と呼んだ。子どもの健全な「誇大性」、健全な「自己顕示」である。

仮面ライダーのベルトをしめて闘いのポーズを取っている男の子に、母親は「おおすごいね！　かっこいい、強いぞ！」と声をかける。男の子は、満面の笑みを浮かべて、自分はすごいんだ、僕は一番、何でもできるんだ、偉いぞと思えて、健康な自己愛が育っていく。

三歳の女の子がビーズのネックレスをつけて、母親に自慢している。

「お母さん、どう私、似合う？　私きれい？」

「あらあら、素敵ね。とっても似合うよ」

女の子は自分のすべてを認めてもらえたような万能感を感じて、この世に生まれてきてよかったと思う。自分は特別だと思える。

きれいな「鳥の羽」を見つけて、それを母親に自慢する女の子は、眼を輝かせ、満面の笑みを浮かべ、鳥の羽に託して自分の「曙の喜びと飛翔の希望の物語をささやく」。母親から「うわー、きれいだね。すごいもの見つけたね」と返してもらって、女の子は胸を張って未来に歩いて行こうとする。

子どもの自己愛、誇大的自己に豊かに反応することを、コフートは母親の「共感的応答」と述べた。

能力があって、完全で、偉い自分をほめてもらいたい子は、それを母親に求める。母親との交流を通じて子どもは「誇大的自己」＝健全な「誇大性」・健全な「自己顕示」を自分の中に定着させる。それをコフートは「野心」と呼び、生涯を通じて人の意欲の源泉になり、健康的で創造的な活動を行う力となると考えた。

†自分の存在がバラバラ＝「自己の断片化」

逆に、この「野心」が定着しないと、その人は自己の存在を認められず、自己評価を維持できなくなり、いつも自信がなく、不安で、抑うつ的で、活気がない人間になってしまう。自分はここにいていいのか、自分は生きていていいのかと、その心の底には空虚を抱えている。これをコフートは「自己の断片化」(fragmentation 自分がバラバラになっていく感覚）と呼んだ。自我が脆弱で壊れやすいので、それを支えるために常に異常な緊張と不安をもち続ける。

自己の断片化は、Dタイプの母親に育てられた子の心の傷である。彼らは生涯、この断片化を抱えて生きる。

なお、コフートは「自己愛」を「自己対象」と言い直し、この用語が用いられることも多い。自己対象とは「自分はこんな自分」と思う自己像であり、それを承認してくれる相手である。自分は偉いと自分で思えれば、つまり健康な自己愛があれば、あるいはそれを認めてくれる自己対象を持っていれば、他人と対等につき合っていけるだろう。しかし、自分は偉くないと思っていれば、人前で自分を卑下し、自己主張ができなくなってしまう。

生まれて最初の自己対象を与えてくれるのは、もちろん母親である。

生まれた直後から二歳くらいまでの間に、人の心の基盤である自己愛ができあがる。その時期を逃してしまうと、おそらく、生涯を通じて自己愛を確立することは困難である。

†「鏡転移」という治療法

コフートは、幼少時に母親から傷つけられ、未発達のままになった自己愛を新たに構築するには深いレベルの精神分析が必要だとした。それを行うには、カウンセラーとクライアントの間で、鏡転移（鏡自己対象転移）という特別な「心理的なつながりの体験」を持つ必要があるとした。

この治療は、小さな子がアニメのヒーローのまねや花で作ったネックレスなどを母親に自慢して、それをそのまま認めてもらえた体験と同じ心理を精神分析の中で再現することである。自慢したい気持ち、ほめられたい気持ち、賞賛されたい気持ちを治療者に見せて、治療者はそれを受け入れ、鏡に映し出すように本人に返してあげるという意味で「鏡転移」と言う。クライアントはヒーローの姿を鏡に映して見せてもらうのだ。それによって、能力があり完全である自己をほめてもらいたいという欲求が満たされ、自己愛（自己対象関係）が復活する。

私も、コフートとは違う方法であるが、そのレベルでの治療を行おうとつとめている。先に上げた〈模擬事例３－Ｄ〉は、そのような例である。

しかし、どんな治療者が行うよりもずっと効率的で、より深いレベルで心に自己愛を構築できる方法を、私はクライアントたちから教えられた。それを次の〈模擬事例４〉で紹介しよう。

(9) 子からの愛で母親の「自己愛」が修復される〈模擬事例4〉

〈模擬事例4〉は、Dタイプの母親のもとに生まれ、虐待を受けて育った女性の回復の記録である。

彼女は、母親との間にボウルビィが述べる愛着関係を築けなかった。エリクソンの言う心理発達の初期条件＝基本的信頼を知らない。コフートが説いた自己愛（自己対象）も持てなかった。

彼女はいつも自信がなかった。自分は劣っていると感じ、自分を嫌って、人を怖がり、人の愛情を受ける価値がないと思って、人を避けて生きてきた。

その彼女に豊かな愛着を与え、基本的信頼を築き、自己愛を復活させたのは、他ならぬ彼女が産んだ子であった。

治療が進んでいったある日、彼女はこう言った。

「もう、自分はダメだって思わなくていいんでしょうか。何か、自分の中に、生まれ立ての自分が戻ってきた感じがします。私が、います」

彼女は比賀藍《ひがあい》さん、三二歳。夫と、三歳になる娘の友彩《ゆい》ちゃんと三人暮らしである。

藍さんの出産と結婚の経過は、一般的には理解しがたいものだった。

†子ども家庭支援センターに緊急連絡

平成X年五月。Y区福祉事務所の生活保護のケースワーカーから子ども家庭支援センターに緊急の電話が入った。

「生活保護を受給中の二九歳の単身女性、彼女のアパートに訪問したところ、出産している……」

子ども家庭支援センターの保健師とケースワーカーが駆けつけると、乱れた髪の若い女性がバスタオルに包んだ赤ちゃんを抱いて立っていた。子は血まみれで、弱々しい泣き声をあげていた。床や母親の足には血がついている……。1Kのアパートは足の踏み場もないくらいゴミで一杯で、その真ん中に小さい布団が一枚敷いてあるだけだった。その布団にも血がついていて、半分ゴミに埋もれている。

母子は、そのまま救急車で大学付属病院に搬送された。

母子ともに、健康に問題はなかった。

一週間後、母親の藍さんは退院し、赤ちゃんは乳児院に預けられた。

妊娠しても病院を受診しなかったのはお金がなかったのと、お金がないとわかると子どもと引き離されると思ったからだと、藍さんは保健師に話した。保健師と一緒に出生届を出しに行ったが、小さな声で「シングルマザーです」と言い、父親の話はしなかった。また両親には連絡をしないでほしいと頼んでいた。理由を聞いても答えなかった。娘の名前は友彩《ゆい》と決めていた。

私は、子どもを作らないと決めていたんです。子どもを持つことが怖かったのです。私の母と同じようなことを自分の子にしてしまうのではないかと思っていました。

健康な人は、結婚して子どもを産んで……と考えるのだろうけれど、私は男性と付き合うことはあっても結婚はしない、子どもも作らない、そう思ってきました。

この子ができたとわかった時、うれしくて、私の中にこんな気持ちがあったのかと思いました。不思議でした。

でも、それも一瞬でした。やっぱり急に恐くなって、彼と別れようと決めました。最初から結婚は考えていなかったし、彼の役に立ちたいと思ってつき合っていただけで、恋愛感情はなかったです。彼は、雲の上の人でした。最初につきあい始めた時から、私は彼の愛人だと心に決めていました。別に、彼に妻子があったわけではないです。彼は私より五つ上の独身の男性、でも、私は彼の愛人、彼にはきちんとした婚約者がいて、私は浮気相手、いつかは別れる。そう私は信じていました。私がそういう立場であることが、私が彼と一緒にいてもいい理由でした。

妊娠がわかった時、その一瞬のうれしい気持ちの後、自分の人生を終わらせないといけないと思いました。もし、子どもを産んだら、子どもを殺して自分が死なないといけなくなってしまう。だから、その前に死のうと思ったのです。

それから藍さんは、彼との連絡を断った。妊娠したことは知らせなかった。男に追い出されて住むところがなくなったと言って、女性シェルターに助けを求めた。

シェルターの職員は恋人のDV（ドメスティック・バイオレンス）から逃げてきた女性として、彼女をかくまってくれた。そして、「精神科を受診して」と指示された。
そこでは「うつ病ではないが、ストレスで疲れきっている状態」と言われた。大学付属病院の年配の女医さんだった。すごく忙しい先生だったが、よく話を聞いてくれた。妊娠のことは言わなかった。でもその先生は異動して、別の若いドクターにふり分けられた。そうしたら診察は「元気ですかー？　食べてますかー？　眠れてますかー？」という感じで、薬が出るだけになった。

生きるつもりはなかった。薬は飲まなかった。
シェルターの相談員に勧められるままに、生活保護を申請した。三カ月後にアパートに移った。死ねなかった……。

藍さんの恋人は、彼女の失踪後に警察に捜索願を出したが、受理されなかった。しかし、何か事件に巻き込まれた可能性もあるとして、警察には記録が残されていた。乳児院を利用したことで情報がつながり、二人は再会した。

彼は子どもを認知した。それから、婚姻届を出した。藍さんは彼に言われるままに従った。

子育てと主婦、めまぐるしい時間が過ぎた。

彼は朝早く仕事に出かけ、藍さんは必死に子どもを育てた。子の体重を計り、授乳をし、子の泣き声にビクッとしてオムツを替え、入浴させた。友彩ちゃんは順調に成長していった。

しかし、藍さんは疲れきっていた。当時、彼女はほとんど寝ていなかった。

†「三歳の娘を育てられない」と、SOSを出す

三年後、娘がもうすぐ三歳になろうとしている頃、藍さんは担当の保健師さんに紹介されてカウンセリングを受けるようになった。きっかけは、藍さんが「娘を虐待してしまいそう。娘がかわいそう」とSOSの電話を入れたことだった。

最初の面接で語ったのは、次のようなことだった。

娘が一歳の頃は、そんなに大変じゃなかった気がします。二歳になった頃から一緒に

いるのが辛くなりました。自分がイライラしてしまうのです。娘は私にイライラされて、八つ当たりされています。自分が悪いと分かっているけれど、どうにもできないのです。大きな声で怒ってしまいます。娘はもうすぐ三歳。いろんなことがわかってきているので、成長に悪い影響を与えそうで恐いです。

夫は仕事で毎日遅く、明け方になることもある。忙しいのに頼ってしまっている。申し訳ない。

それで、保健師さんに相談したらここを紹介されました。

「眠たい」と言いながら眠らないでぐずっている娘を見た時、早く眠ればいいのに！と、そう思って、怒ってしまいます。それから、私に叱られておびえて固まってしまう娘を見た時、イライラがひどくなります。手が出そうになったり、叩いてしまったりすることも……足で蹴ったこともあります。

娘を叩いた後、ハッと我に返って、恐くなって保健師さんに電話をしました。

自分が嫌いなんです。すごく憎い。こんな自分、いなければいい。

保健師さんと話していて、カウンセリングを受けたら変われるかもしれないと言われました。

「変わるってどういうことですか？」って聞いたら、「あなたが幸せになって、友彩ちゃんに優しくなれることよ」と言われました。

娘には優しくなりたい。でも、私の幸せって何ですか？　生きていても楽しいことはない、ただ辛いだけ、そうではないですか。

自分が人の役に立っていれば生きていてもいい、と思って生きていました。だから、自分が幸せになると言われてもわからないです。私はおかしい、人と違う、人から嫌われる、人を不愉快にさせる存在です。こんな私が母親でいていいんですか？


そう言って、藍さんは涙を流した。

†「娘と一緒に遊べない」と訴える母親の気持ちは？

私、子どもと遊べません。娘が一緒に遊ぼうとお人形を私に差し出します。私はそれをどうしていいかわからなくて黙って娘を見てしまいます。すると娘は急に無表情になって、私の前から去って行きます。

娘が遊ぼうと言って来た時に、どうしたらいいのですか？

子どもは、何が楽しいのですか？

どうして、娘はいつも私を求めてくるのですか？

先生に「子どもは、お母さんが好きなんですよ。それは無条件です」と言われましたが、そうなんですか？　そんなことあるんですか？

保健師さんからは「娘さん、かわいいでしょ、抱きしめてあげなさい」と言われます。私はかわいいと思えないのです。抱こうとしても、できないんです。

ご飯の時、娘が食べ遊びになって、言うことを聞きません。主人は「子どもだから仕方ないだろ」と言います。娘はオモチャのほうに目が行ったり、歩き廻ろうとする。ちゃんと座っていられない娘に、私のイライラが止まらなくなります。いつの間にか、私は怒鳴り声を上げて、ひどい言葉を娘にぶつけています。

娘を叱っていると、母親にされたことを思い出してしまいます。私が泣くと母からビンタされました。それから、外に出されて鍵をかけられました。玄関の前にずっと立っていました。私は泣かなくなりましたが、それでもビンタは続きました。

結局、私は自分の母親と同じことをしている。

自殺のニュースを見て、恐くなりました。自分がどうなるのか……わからない。

やっぱり、自分が子どもを産んではいけなかったと思います。


藍さんは、友彩ちゃんの中に自分の気持ちを見ている。

おそらく彼女は小さい頃、食卓では緊張して背筋を伸ばして、義務を果たすようにご飯を食べていたのだろう。味はしなかった。好き嫌いもなかった。もちろん、お人形で遊びたい気持ちもあったろうが、そんな気の緩みを出す自分を許さなかった。甘えたいと思う自分を抑え、甘えようとする自分を憎んできた。愛着を求める気持ちを否定してきたのだ。

友彩ちゃんがわがままを言ったり甘えてくると、彼女はそれを許せない。怒りが止まらない。それは、実は自分への怒りである。

同じように、藍さんに怒鳴られて震えている娘を見ると、小さい頃に虐待されたシーンがフラッシュバックする。小さい頃に、震えて耐えていた自分を見るからである。母親への恐怖が甦り、時間は二〇年前にさかのぼり、藍さんは自分を見失う。

†「娘に愛されている」と実感して、愛されていなかったことがわかる

・三カ月後

娘が近づいてくると、娘がまた何かわがままを言い出すのではないかと、恐くなります。娘の機嫌を損ねないようにしないといけない……そう考えている自分がいます。こんな母親じゃ、娘も辛いだろうと思います。

・四カ月後

先日、やっぱり娘の前で大声で怒鳴り続けていました。その場にいられなくなって、私はキッチンに逃げて、シンクの前に立っていました。

その時、先生に言われたことを思い出しました。

「あなたが甘えてくる友彩ちゃんを許せないのは、自分を見ているからですよ。本当は甘えたかったけどがまんしてきた。がまんできない自分を責めてきた。だから、がまんしないで甘えてくる友彩ちゃんを許せない」

この子は、ただ私に甘えたいだけ……訳がわからず、急にぼろぼろ涙が流れて止まらなくなりました。

シンクの前で泣いている私の横に、いつの間にか友彩が来ていました。小さな手で私のエプロンを握って、「ママ、大丈夫だよ、ママ、いい子だよ、ママ、大丈夫だよ」と繰り返していました。

友彩が、私を慰めていたんです。人から慰められるのは生まれて初めてでした……。

私は娘の前にしゃがんで、「ごめんね、ごめんね」と娘を抱きしめました。

藍さんは母親に甘えたかった。しかし、そのたびに彼女はスルーされ、あるいは激昂され、あるいはビンタされた。だから、小さい頃のある日、彼女は自分の中にある愛着を求める気持ちを封印した。

その封印を、拒絶されてもあきらめずに母親に甘えようとする友彩ちゃんが解いた。

キッチンで友彩ちゃんを抱きしめて、彼女は友彩ちゃんに抱きしめられた。母子は鏡のように互いの気持ちを映し合い、藍さんは甘えたい気持ちを娘の中に見て自分を確認した。コフートの鏡転移（鏡自己対象転移）という治療効果と同じ、しかし、それよりもずっと深い治癒が起こった。

そして、一カ月後。

先週、ここからの帰りの電車の中で、ベビーカーに乗った小さな娘さん、おばあちゃん、お母さんが一緒にいるのを見かけました。おばあちゃんは、にこにこして孫を見ている。その横からお母さんが娘に話しかけ、二人で代わりばんこに娘の相手をしている。その子が笑うと、おばあちゃんもお母さんも一緒に笑っている。祖母、母、娘の三世代なんだなと思って見ていた。そのシーンが忘れられなくて……あれが「理想」だなって、いや、あれが「普通」なんだなと思った。うらやましかった。うちの場合は、仕方なかったのだけど、友彩に子どもができたら私もああいうことができるかなと思って、少しだけ楽しくなった。

積み木で遊んでいた娘をほめた、「わあ、すごいね。できたね」と。私にしたらとても大げさにやってみた。友彩が私を見上げて、うれしそうにした。その喜んだ顔をみると、私の中になんとも言えない気持ちがわいてきた。砂漠で水という感じ、自分が癒された感じになる。ああ、かわいがるってこういうことなんだと思った。

以前は、電車の中で他のママが子どもをほめているのを見ると、私は異常に緊張した。

一方で、もう少し子どもと一緒にいたいと思う。最近は、子ども（と一緒にいたいという気持ち）のほうが強い。姉も一緒に見ていてくれるような気がする。

ご飯の時に、また娘は遊び始めて「まだご飯終わってないよー！」と私が怒る。でも娘は、「お母さん、これ美味しいねっ！」と平気で話しかけてくる。おもちゃを片付けなくて私がガーッと怒っても、またニコニコしてお話をしてくる。怒っても、怒られても、ほめても、ほめられても、いつも一緒、ああ、これが一緒にいること、普通の親子なんだと、そう思えた。

†「赤ちゃん部屋のお化け」＝「愛着の否認」が解ける

虐待を受けて育った女性が自分の子を育てるようになると、子からの素直な愛情要求に直面してとまどう。彼女たちはどう対処したらいいか、わからない。子どものあやし方を知らないからだ。子どもの要求に応えられない自分が情けない、自信がない、逃げたい、母親の資格がないと思ってしまう。

そんな心理が元になって、「子どもと二人きりでいると恐い、不安、落ち着かない」という訴えになる。これは「赤ちゃん部屋のお化け（ghosts in the nursery）」と呼ばれる心理現象で、虐待を受けた女性に独特なものとされている。一般的にはこの現象は、自分がされた虐待を子にもしてしまうのではないかという恐れとして説明されている（アメリカの精神科医フライバークの説　S.Fraiberg, 1918-1981）。確かにそういう気持ちはあるが、しかし、その深いところで母親自身が愛着を否認してきたことが関係しているだろうことは、あまり議論されてはいないように思う。

愛着を求める気持ちは、生まれつきもっている自然な気持ちだ。それは動物の赤ちゃんが生まれた直後から、教えられなくても自然と母親のお乳に吸いつくのと同じように、プログラムされているのだろう。Dタイプの母親に育てられた子は、それを求めても得られないことを悟り、愛着を求める気持ちを否認する。そうしないと生きていけないからだ。

その小さい頃にでき上がった固い否認を解いて、愛着をもう一度認めるためには、コフートの述べた鏡転移という深いカウンセリング、あるいは「心の死」のような精神の生まれ変わりが必要なのだ。そういったカウンセリングには長い時間がかかる。

しかし、無邪気な赤ちゃんが愛着を求める行動は、いとも簡単に母親の固い否認を溶かす力を持っている。

子が母親の封印された愛着を復活させるのである。

おわりに

悩みの源は、自己イメージと実際の自分とのズレである。

つまり、「自分はこうあるべきなのに（＝自己イメージ）、そうできない（実際の自分）」が心の悩みに共通する形式だ。両者の間にズレがなければ、悩みは生じない。小さな子はまだ自己イメージが固まっていないので悩みは小さく、一方、思春期以降はそれがはっきりとしてくるので、悩みは深くなる。もし、自己イメージが狭く固まっていれば、悩みは尽きず、逆に、自己イメージが広く豊かで、柔軟だったら、悩みは少ない。

その自己イメージを作ってきたのは本人自身であるが、出発点は母子の愛着関係にある。そこでできた自己イメージの大枠は、おそらく生涯を通じて変わらない。それは、よいも悪いも、生まれながらに背負った運命だ。運命は変えられない。

しかし、それはそのままにして悩みを小さくする方法はある。自分をより詳しく知り、自己イメージを豊かに、広くすることである。知ることで、自分を客観的に眺められるようになり、固まってしまった自己イメージから離れるきっかけが得られる。すると、自然に自己イメージは広がる。

今の自分、気がつかないままに維持しようとしている自己イメージとは、本書でこれまで分析してきた心の状態のどれかに入っている自分である。言い換えると、決められた自己イメージだ。

再び、地図の話で考えてみる。心の地図、その中で自分の位置＝自己イメージの現在地を知る。

まず、あなたは地球上の人である。火星や他の銀河の惑星にいるわけではない。その意味は、次の通りである。つまり、地球上で自分の位置を知るには、他人との関係（距離）を計測する以外にない。人から認められて、あるいは無視されて、初めて自分の位置がわかるということだ。そうは言っても、おそらく人は、「他人からどう思われようと、自分は自分」と言えるほどに、強く健康で、揺れない自分を望むであろう。しかし、それは地球上では不可能だ。

地球では人は必ず母親から生まれ、その元で育つ。そして、生後二歳くらいまでの間に、母親との関係で最初の自分の位置が決まる。あるいは決められてしまう。私たちはどうあっても、母親との愛着関係、その有無も含めて、に縛られて人生を歩み出す。愛着関係を土台にしてでき上がる人間理解のひな型（内的作業モデル＝ＩＷＭ）はほぼ一生の間、大きく変わることはないと言われているし、また、エリクソンの心理発達八段階の最後段階（成熟期）は、初期条件であった基本的信頼をもう一度確信する話（人間への尊厳や愛の価値を再確認する）で閉じられている。つまり、最初に築いた基本的信頼から離れる段階は提示されていない。

こういった事実を知ることが、自分を知ることの要である。

つまり、①自己イメージは自分と他人との関係性によってだけ決まり、他人なしにはあり得ない。②自己イメージの土台は、自分には決定権がなかった二歳くらいの間に大枠ができ上がって、生涯大きく変わらない。

もし、あなたがＤタイプの母親の元で人生最初の人間関係をもった人であれば、これまでとても辛い人生を送ってきたに違いない。しかし、自分の位置を知ることだけで言えば、それはある意味、幸せである。なぜなら、最初から人に認めてもらえなかったので、あなたには確定できる位置がなかった。出生地がなかった、故郷がなかった。だから、あなたはこの事実を知ることができれば、初期条件に縛られることなく、地球上のどこへでも自由に歩いていける。あなたの今いる位置が、そのままあなたの現在地になる。

もし、あなたがSタイプかAタイプの母親の元で人生の最初を過ごしたのであれば、あなたは心の初期条件である愛着、もしくは基本的信頼を持っている。あなたには出生地があり、故郷がある。でも逆に言うと、それに縛られている。そこからは抜け出せない。あなたはその位置を知り、それを認め、残念ながらそこから歩み出さなければならない。それは変えられない運命だ。

Sタイプの母親の元で育ったあなたが自分について知るべきことは、自分に怒りはあるか、母親に怒りを感じたことがあるか、自分の怒りを受容できているか、である。もし、それができていれば、あなたは自分一人で思春期を乗り越えたはずである。あなたはすでにAタイプの母親の元で育った人と合流ができている。しかし、もし、それができていなければ、怒りがこれから先に進むための指標になる。道は困難であるが、峠に至れば、一気に視界が広がり、現在地がはっきりと見えるだろう。

もし、あなたが、Aタイプの母親の元で育った人であれば、あなたは自分の運命を受け入れ、自分が大切に守ってきた愛着を相対化することが、次の目標になる。それは、「人から、どう思われようとも気にしない」と強がりではなく、人への愛情いっぱいにそう言えるようになることだ。そうなったらあなたは愛着を離れ、故郷を出て、地球のどこへでも自由に歩いて行けるようになる。

自分一人で人生をふり返り、自分の心の現在地を知る。自分を知ることは、自分を理解することであり、それができれば自然と自分への深い愛情（自己愛）がわいてくるはずだ。それがそのまま深い自己受容になる。

そして、大人になってからの自己受容、つまり、母親や他人から認められた自己ではなく、自分一人で達成した自己受容は、他人との距離を必要としない。

その時に、あなたの心は産まれた時の束縛から離れ、まったくの自由を獲得したことになる。

ちくま新書
1226

「母《はは》と子《こ》」という病《やまい》

二〇一六年一二月一〇日　第一刷発行
二〇二四年　八　月　五　日　第二刷発行

著　者　高橋和巳（たかはし・かずみ）
発行者　増田健史
発行所　株式会社　筑摩書房
東京都台東区蔵前二-五-三　郵便番号一一一-八七五五
電話番号〇三-五六八七-二六〇一（代表）
装幀者　間村俊一
印刷・製本　三松堂印刷　株式会社

ISBN978-4-480-06930-6 C0211

ちくま新書

1085
子育ての哲学
——主体的に生きる力を育む
山竹伸二

子どもに生きる力を身につけさせるにはどうすればよいか。「自由」と「主体性」を哲学的に考察し、よい子育てとは何か、子どもの真の幸せとは何かを問いなおす。

1113
日本の大課題 子どもの貧困
——社会的養護の現場から考える
池上彰編

格差が極まるいま、家庭で育つことができない子どもが増えている。児童養護施設の現場から、子どもの貧困についての実態をレポートし、課題と展望を明快にえがく。

1120
ルポ 居所不明児童
——消えた子どもたち
石川結貴

貧困、虐待、家庭崩壊などが原因で、少なくはない子どもたちの所在が不明になっている。この国で社会問題化しつつある「消えた子ども」を追う驚愕のレポート。

1125
ルポ 母子家庭
小林美希

夫からの度重なるＤＶ、進展しない離婚調停、親子のギリギリの生活……。社会の矛盾が母と子を追い込んでいく。彼女たちの厳しい現実と生きる希望に迫る。

1163
家族幻想
——「ひきこもり」から問う
杉山春

現代の息苦しさを象徴する「ひきこもり」。閉ざされた内奥では何が起きているのか？〈家族の絆〉という神話に巨大な疑問符をつきつける圧倒的なノンフィクション。

1202
脳は、なぜあなたをだますのか
——知覚心理学入門
妹尾武治

オレオレ詐欺、マインドコントロール、マジックにだまされるのは、あなたの脳が、あなたを裏切っているからだ。心理学者が解き明かす、衝撃の脳と心の仕組み。

1134
大人のＡＤＨＤ
——もっとも身近な発達障害
岩波明

近年「ＡＤＨＤ（注意欠如多動性障害）」と診断される大人が増えている。本書は、症状、診断・治療方法、他の精神疾患との関連などをわかりやすく解説する。